MÉMOIRE

SUR

LE CATARRHE

DE L'OREILLE MOYENNE.

Du même auteur :

Mémoire sur l'abus et les dangers de la perforation de la membrane du tympan, considéré comme moyen curatif de la surdité. Paris, 1843, in-8°. . . . . 2 fr.

Corbeil, imprimerie de CRÉTÉ.

MÉMOIRE

SUR

LE CATARRHE

DE L'OREILLE MOYENNE

ET SUR LA SURDITÉ QUI EN EST LA SUITE,

AVEC L'INDICATION

D'UN NOUVEAU MODE DE TRAITEMENT,

APPUYÉ D'OBSERVATIONS PRATIQUES

PAR M. E. HUBERT-VALLEROUX,

Docteur en médecine de la Faculté de Paris, membre de la Société médico-pratique ;
Membre correspondant de la Société des sciences, arts et lettres de Nancy, de la Société de médecine de la même ville, de celle de Caen, etc.

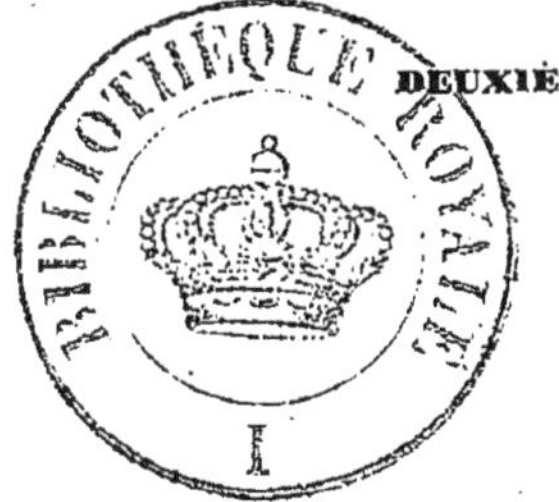

DEUXIÈME ÉDITION, AUGMENTÉE.

> Une idée nouvelle a toujours contre elle tout ce qui peut lui nuire, c'est-à-dire l'habitude et le préjugé; elle ne peut en triompher qu'en apportant une réelle utilité.
>
> BUCHEZ,
> (*Introduction à la Science de l'histoire.*)

A PARIS,

CHEZ J. B. BAILLIÈRE,

LIBRAIRE DE L'ACADÉMIE ROYALE DE MÉDECINE,

RUE DE L'ÉCOLE DE MÉDECINE, 17.

A LONDRES, CHEZ H. BAILLIÈRE, 219, REGENT-STREET.

1845

INTRODUCTION

A LA SECONDE ÉDITION.

Lorsque je publiai la première édition de ce mémoire (1), je ne possédais encore qu'un petit nombre de faits à l'appui du nouveau mode de traitement que j'indique. Deux années se sont écoulées depuis ; et l'expérience est venue confirmer, au delà même de mes prévisions, les espérances que m'avaient fait concevoir mes premiers essais. Je puis aujourd'hui, en m'appuyant sur des faits nombreux et consciencieusement recueillis, émettre, comme affirmations positives, plusieurs considérations que je n'avais pu présenter alors que comme des probabilités ou comme inductions logiques.

Les principaux changements que j'ai faits à cette nouvelle édition, portent sur l'anatomie pathologique et sur le traitement.

(1) Paris, 1843, in-8° de 115 pages.

1° Ce qui concerne la partie anatomo-pathologique, a été refait en entier.

2° Depuis la première publication, j'ai expérimenté plusieurs substances nouvelles. Les unes ne m'ont pas réussi, et je les ai abandonnées; d'autres sont encore à l'état d'essai; d'autres enfin m'ont été réellement utiles. Je les fais connaître, ainsi que le mode d'administration qui leur convient, et les cas où elles sont indiquées.

3° Huit observations nouvelles ont été ajoutées aux deux exemples que l'on trouve dans la première édition. Ces observations, prises sur des sujets différents d'âge et de constitution, présentent, autant que possible, dans un cadre complet, les diverses formes et variétés du catarrhe de l'oreille, depuis les lésions organiques les plus simples jusqu'aux plus compliquées; depuis celles qui déterminent une simple dysécie, jusqu'à celles qui sont suivies de cophose. Une seule circonstance est commune à tous ces cas; c'est le succès obtenu, par l'emploi des gaz résineux, dans des surdités catarrhales qui étaient demeurées rebelles à d'autres moyens de traitement.

J'avais aussi pensé à inscrire, en regard de ces cures, quelques exemples d'insuccès plus ou moins complets, éprouvés malgré l'usage des résineux, chez des sourds qui semblaient offrir des chances favorables à la guérison. Je ne l'ai pas fait, avec réflexion: pour rendre ces exemples concluants, il aurait fallu les prendre chez des sujets atteints de surdité catarrhale, et qui, après avoir été inutilement traités par la méthode que j'indique, auraient été guéris par d'autres moyens. Or, je n'en ai pas rencontré de cette espèce. Tous les sourds que j'avais espéré guérir par les douches balsamiques, avaient été déjà traités inutilement par d'autres moyens, ou l'ont été depuis par moi, sans plus de succès. Ces exemples, par conséquent, n'auraient pu servir qu'à confirmer ce que savent fort bien tous les praticiens : à savoir, qu'il existe encore des cophoses dont nous ignorons complétement les caractères et la nature, et qui demeurent rebelles à tous les moyens de traitement.

Depuis que des hommes charitables, mus de compassion à la vue du sourd-muet, se sont dévoués à son amélioration, et ont fait connaître le résultat de leurs travaux; depuis, surtout, que les pouvoirs chrétiens ont ouvert des asiles à l'une des plus grandes infirmités humaines, on a pu étudier, avec quelque soin, la nature et les caractères de la surdimutité.

En place d'une foule de préjugés qui, admis sans examen, contribuèrent, pendant tant de siècles, à maintenir les sourds-muets dans un déplorable oubli, ont paru, dès qu'on les a mieux observés, plusieurs faits qui ont déjà servi de base à d'intéressants procédés d'éducation, et sur lesquels seront fondés les travaux de médecine qui auront pour objet la surdi-mutité.

Il n'y a pas longtemps encore, on croyait généralement que l'organe vocal était lésé, en même temps que l'organe auditif, dans la surdi-mutité. Un examen plus attentif a fait reconnaître, au contraire, que rien n'est plus rare, dans ce cas, que la lésion des organes vocaux. C'est sur cette connaissance de l'*intégrité* des organes vocaux, coïncidant avec la *lésion* des organes auditifs chez les sourds-muets, que sont fondées les méthodes d'enseignement artificiel de la parole, que l'on tente en France, dans quelques institutions, et que l'on a généralisées en Allemagne. Après avoir constaté ce fait, les observateurs n'ont pas tardé à en constater deux autres : le premier, c'est que la faculté auditive n'est pas complétement abolie chez la plupart des sourds-muets. Presque tous, au contraire, entendent des bruits très-forts ; et, quelques-uns, le battement d'une montre de poche. On a reconnu, en second lieu, que la surdité n'est pas toujours innée. Souvent les sourds-muets ont fort bien entendu, pendant les premiers temps de leur vie, plusieurs même ont parlé jusqu'à l'âge de deux ans, trois ans, cinq, six, dix et même jusqu'à douze ans. Alors, ayant été frappé de cophose, ils ont, peu à peu, désappris la parole ; de telle sorte que la surdité a été, pour eux, la cause occasionnelle du mutisme.

La connaissance des vérités d'observation qui précèdent a permis d'espérer la guérison des sourds-muets ; et, en effet, des tentatives nombreuses ont été faites dans ce but. La plupart des essais, dirigés par des personnes étrangères à la médecine, ont complétement échoué. D'autres traitements, entrepris par des médecins, ne paraissent pas avoir été plus heureux ; et, l'on s'en rend aisément compte, en lisant les observations rédigées par les médecins eux-mêmes.

Pour concourir, de mon mieux, à la solution des questions médicales que soulève la surdi-mutité, je me suis livré à une série de recherches théoriques et pratiques, qui feront l'objet d'un traité particulier que je prépare en ce moment. J'en ai distrait les considérations qui vont suivre, et qui ont pour objet de constater le rôle que joue la surdité catarrhale dans la production du mutisme. Puissent-elles offrir quelque intérêt à mes lecteurs !

Tous les pathologistes ont signalé l'habitation

dans les pays froids et humides, l'enfance, et le tempérament lymphatique, comme causes *prédisposantes* des affections catarrhales, tandis que le refroidissement total ou partiel du corps est la cause *occasionnelle* la plus ordinaire de ces mêmes maladies. D'un autre côté, les recherches statistiques publiées dans divers recueils, et notamment dans les circulaires de l'Institut des sourds-muets, signalent les pays septentrionaux comme ceux où l'on trouve le plus de sourds-muets.

De ces deux faits d'observation, qui s'appuient l'un l'autre, il résulte comme *probabilité,* que la plupart des surdités qui ont déterminé le mutisme chez l'enfant sont de nature catarrhale.

Pour constater expérimentalement la valeur de cette induction, j'ai visité les écoles de sourds-muets de Strasbourg et de Nancy, celles de Caen, Rouen, Lamballe, Laval, Angers et Orléans, et j'y ai recueilli 398 observations complètes.

Ce qui m'a frappé, d'abord, quand je me suis trouvé au milieu des sourds-muets, c'est le bruit qu'ils font en respirant : six ou huit, sur dix, n'inspirent qu'imparfaitement ou n'inspirent pas par le nez, et dorment la bouche ouverte. Presque tous aussi sont très-sensibles à l'action du froid, et contractent, avec la plus grande facilité, des coryzas, des angines et d'autres affections catarrhales. Plusieurs ont le nez et les lèvres gonflés ; et, ce gonflement augmente, sous l'influence du froid et de l'humidité.

Un examen plus direct m'a fourni les résultats suivants : 271 sourds-muets, c'est-à-dire, plus des deux tiers de ceux que j'ai observés, présentent une tuméfaction notable des diverses parties constituantes de la gorge. Chez plusieurs, les amygdales sont énormes ; une seule est hypertrophiée chez d'autres ; la luette est allongée et pendante, dans quelques cas. Le cathétérisme des trompes d'Eustache, que l'on me permit de pratiquer chez une vingtaine de ces sujets, me fournit un résultat constant. Chez tous, la tuméfaction de la gorge se propage dans les trompes d'Eustache qui sont obstruées, et, par conséquent, imperméables à l'air qui doit circuler librement dans toute l'étendue de l'oreille moyenne, pour que l'audition ait lieu d'une manière normale. Ces diverses observations étaient bien de nature à me confirmer dans la direction de mes recherches. J'avais pensé, en procédant par induction, que la surdité catarrhale, si fréquente chez les enfants, devait être une des causes déterminantes les plus ordinaires du mutisme. L'aspect des malades avait fortifié, chez moi, cet *à priori*, et l'exploration médicale venait de le rendre évident.

Mais, s'il m'a été facile, dans la plupart des cas, de reconnaître la nature et l'espèce des lésions organiques qui avaient déterminé la surdité et, par suite, le mutisme chez ces enfants; et, si j'ai trouvé dans le tempérament et la constitution la cause prédisposante de leur infirmité, il m'a été beaucoup plus difficile, et souvent même impossible, de remonter à la cause première de la maladie, faute d'indications suffisantes de la part des familles. J'ai pu cependant remplir en partie cette lacune, grâce à la bienveillante amitié du savant et zélé directeur de l'institut des sourds-muets de Nancy. M. Piroux exige des parents et du médecin de chacun des élèves qui entrent dans son institution, des renseignements sur plusieurs points, et notamment sur ce qui concerne l'origine de l'infirmité. Il résulte de ces documents, qu'il serait si désirable de trouver dans toutes les écoles de sourds-muets, que la rougeole, la scarlatine et la variole ont joué un grand rôle dans la production de la cophose chez ces enfants. La répercussion d'exanthèmes, la disparition subite de la croûte de lait, d'un écoulement du conduit auditif, l'invasion d'un gros rhume, etc., ont été des causes non moins fréquentes de la maladie. En un mot, toutes les influences qui ont été signalées par les auteurs, comme causes déterminantes du catarrhe, se rencontrent ici à l'origine de la plupart de ces surdi-mutités, que je crois pouvoir, dès aujourd'hui, désigner sous le nom de *surdi-mutités catarrhales.*

Je pourrais ajouter plusieurs considérations relatives à la marche, au pronostic et aux indications curatives de la surdi-mutité catarrhale. Mais, outre que ces choses seront exposées, avec détail, dans un travail à part, elles seraient déplacées ici. Je n'ai présenté les observations qui précèdent que dans l'espoir d'ajouter quelque intérêt à un travail qui a été favorablement accueilli. J'ai espéré aussi provoquer d'utiles travaux, en montrant l'influence qu'exerce, dans la production de plusieurs surdi-mutités, une maladie que l'on ne peut considérer comme incurable. C'est surtout à ceux de mes confrères qui ont le bonheur d'être attachés aux institutions de sourds-muets, et qui, par position et par devoir, sont plus à même que personne d'étudier ces pauvres enfants, que j'adresse cet appel.

Paris, le 13 février 1845.

PRÉLIMINAIRES.

Une des lois les plus constantes en anatomie, c'est que les organes sont protégés contre les agents de destruction, en raison directe de leur importance. Les artères et les nerfs principaux, le cerveau, le cœur, les poumons, ce *trépied de la vie,* sont à l'abri des violences extérieures, par des tissus épais et disposés de la manière la plus favorable pour une énergique résistance.

Le luxe de précautions dont l'organe auditif a été l'objet, ferait seul pressentir l'importance des fonctions qui lui sont dévolues. Logé profondément dans l'os le plus dur du corps humain, le rocher, l'organe immédiat de l'ouïe est encore protégé par la masse cérébrale et par toute l'épaisseur de la voûte et de la base du crâne. Et, tandis que tous les organes de l'économie sont soumis aux lois de la croissance, les parties essentielles de l'oreille, le labyrinthe et le nerf acoustique, la caisse du tympan et sa chaîne d'osselets, toutes ces parties ont, par un privilége exclusif, acquis, dès la fin de la vie fœtale, le *sum-*

mum de leur développement. C'est que l'ouïe est, par excellence, le sens de l'intelligence et des relations sociales, c'est que son intégrité est nécessaire à l'enseignement de la parole, et que le mutisme est la conséquence de sa perte chez les enfants.

Personne n'ignore ces faits. La médecine a constaté les sympathies actives et nombreuses qui unissent l'oreille aux viscères les plus importants de l'économie, au cerveau surtout; et pourtant, il faut le dire, l'étude des maladies de cet important organe est loin d'être au niveau des autres connaissances de la médecine.

Et que l'on ne croie pas que je sois seul à tenir ce langage. Tous les travaux consacrés aux maladies de l'oreille commencent par les mêmes plaintes, signalent la même lacune.

Cette pénurie paraît bien plus évidente encore, si l'on établit un parallèle entre les notions acquises sur ce sujet et celles qui ont trait aux maladies des yeux. Tandis que la pathologie oculaire compte dans tous les États de l'Europe des professeurs célèbres; tandis que les journaux de médecine sont remplis d'articles d'ophthalmologie et annoncent, chaque jour, de nouveaux traités, c'est à peine si l'on trouve dans ces journaux quelques articles épars sur les maladies des oreilles; et si, à ces écrits, on ajoute les articles obligés de dictionnaire, quelques rares monographies et un seul traité, celui d'Itard, on aura cité tous les travaux de pathologie auriculaire faits en France.

Dans les quatre-vingt-quinze volumes de l'ancien *Journal de médecine,* on trouve deux cent neuf articles de *pathologie oculaire,* et l'annonce ou l'extrait de vingt-neuf traités complets sur les maladies des yeux. En *pathologie auriculaire,* on lit vingt-trois articles, ou plutôt vingt-trois observations, et l'on ne trouve pas l'annonce d'un seul ouvrage.

Depuis le 28 frimaire an VII, date de la nouvelle organisation des écoles de médecine, jusqu'en 1838, on trouve, dans la collection des thèses soutenues à la Faculté de Paris, deux cent dix-huit thèses sur les maladies des yeux, douze seulement sur celles des oreilles!... De 1807 à 1826, quatre-vingt-sept thèses furent consacrées aux affections de l'œil, pas une seule aux maladies de l'oreille!

Serait-ce que les maladies de cet organe sont si peu nombreuses, et la surdité si rare, que les occasions manquent pour en observer? ou bien, serait-ce encore parce que la surdité n'est qu'une simple infirmité, sans conséquences graves, et, par cela, indigne de fixer les méditations de la science? Loin de là! Il existe aujourd'hui, en France seulement, plus de 19,000 sourds-muets (1), et beaucoup plus de

(1) Les travaux de recensement, commandés en France par le ministre de l'intérieur pour recueillir dans les départements le nombre des sourds-muets, ne sont pas encore terminés; le chiffre dix-neuf mille n'est donc qu'approximatif, mais il n'est sûrement pas exagéré; il est même très-probablement fort au-dessous du chiffre réel... Pour s'en convaincre, il suffit d'examiner la statistique des pays où ce recensement a pu être fait avec quelque exactitude. Bien que, dans un semblable dénombrement, il échappe toujours une certaine quantité

surdités acquises après la première enfance; et l'on ne pourrait même établir une comparaison entre le nombre des borgnes et celui des personnes privées de l'usage d'une oreille.

Quant aux conséquences qui résultent de la surdité, personne n'ignore que la perte de l'ouïe entraîne celle de la parole chez les enfants, tandis que la perte de la vue, ou celle d'un autre sens, laisse intactes les autres fonctions. Et qui ignore aussi cette observation si vraie, qu'elle est devenue proverbiale, que les aveugles sont gais et les sourds tristes? C'est que le désert s'est fait autour du sourd!

On a dit et écrit que les organes de l'ouïe étant

de noms; bien que l'on soit en droit de conclure que c'est par le fait d'une erreur que l'on trouve partout le nombre proportionnel des sourds-muets plus faible de 1 à 5 ans que de 5 à 10 ou de 10 à 15 ans, tandis que c'est certainement la proportion contraire qui existe; malgré toutes ces probabilités d'erreur, qui tendent à amoindrir le nombre réel des sourds-muets, voici les proportions que les meilleures statistiques donnent : En Saxe, la proportion, en 1832, était de 1 sourd-muet sur 1,334 habitants; en Danemark, elle était, en 1834, de 1 sourd-muet sur 1,800 habitants; en Angleterre, l'institution de Birmingham a trouvé pour le sud de l'Angleterre ce rapport : 1 sourd-muet sur 1,700, et 1 sur 1,585 habitants. Or, en mettant la France sur la même ligne que le Danemark, où la proportion des sourds-muets est la plus faible, on trouve 564 sourds-muets par million d'âmes, et 19,108 pour les 34,000,000 d'habitants. Si, au lieu de mettre la France sur la même ligne que le Danemark, on la met sur celle de la Saxe, où le nombre proportionnel des sourds-muets est le plus élevé, on aura 753 sourds-muets par million d'âmes; ou 25,502 pour la population de la France.

La moyenne entre ces deux nombres extrêmes est de 22,300, et c'est ce chiffre qui, très-probablement, se rapproche le plus de la réalité.

profondément cachés, et ainsi soustraits aux moyens immédiats d'investigation, la connaissance de leurs maladies devait nécessairement rester arriérée ; mais, pour être bonne, cette raison devrait s'appliquer aux maladies de tous les organes logés dans les cavités; et la médecine, si savante dans les moyens diagnostiques et thérapeutiques des maladies de poitrine, devrait être, à leur égard, encore dans l'enfance.

Plusieurs motifs ont concouru à entretenir cet état d'infériorité. D'abord, il faut arriver jusqu'au seizième siècle, et surtout jusqu'à Vésale (1), Fallope (2), Eustache (3) et Duverney (4), pour rencontrer des travaux importants sur l'anatomie de l'oreille. Depuis, il est vrai, Meckel (5), Scarpa (6) et d'autres anatomistes de premier ordre, ont fait de cette étude l'objet de leurs investigations ; et nous ne pouvons parler de l'anatomie de l'oreille sans citer les beaux travaux de MM. de Blainville (7), Breschet (8), J. Du-

(1) *De corporis humani fabrica.* Bâle 1555.

(2) *Observationes anatomicæ.* Cologne, 1562.

(3) *De auditus organo in opusculis anat.* Delft, 1726.

(4) *Traité de l'organe de l'ouïe,* contenant la structure, les usages et les maladies de toutes les parties de l'oreille. Paris, 1683.

(5) *Dissertatio anatomico-pathologica de labyrinthi auris contentis.* Strasbourg, 1777, in-4°, pl.

(6) *Anatomicæ disquisitiones de auditu et olfactu.* Padoue, 1789, grand in-folio, fig.

(7) *De l'organisation des animaux, ou principes d'anatomie comparée.* Paris, 1823, t. I, in-8°.

(8) *Recherches anatomiques et physiologiques sur l'organe de l'ouïe et sur l'audition dans l'homme et les animaux vertébrés,*

gès (1) et A. Muller (2)..; mais ces travaux, qui assurent enfin aux études pathologiques de l'oreille une base solide, ces travaux sont modernes et ne pourront servir que pour des études ultérieures.

La physiologie de l'organe auditif est moins avancée encore que l'anatomie. Un auteur recommandable s'exprime ainsi à cet égard : « S'il était possible d'arriver jamais en acoustique à un degré de certitude et de précision qui permît d'établir, pour le son, des lois aussi positives que celles qui s'appliquent à la lumière, nous aurions droit d'espérer que cette lacune de la physiologie deviendrait moins sensible (3). »

L'anatomie pathologique qui, dans ces derniers temps surtout, a jeté sur une foule de questions difficiles une si vive lumière, l'anatomie pathologique n'a pas fait jusqu'ici pour les maladies de l'oreille ce que l'on est en droit d'en espérer pour l'avenir. Les recherches auxquelles on s'est livré, ont eu surtout pour but de constater les lésions produites par la

avec 13 pl. (*Mémoires de l'Académie royale de médecine*. Paris, 1836, tome V, in-4°).

(1) *Physiologie comparée*. Paris, 1288, premier vol.

(2) *Physiologie du système nerveux, ou recherches et expériences sur les diverses classes d'appareils nerveux, les mouvements, la voix, la parole, les sens et les facultés intellectuelles*, traduit de l'allemand par A. J. L. Jourdan. Paris, 1840, 2 vol. in-8°.

(3) *Essai d'une pathologie de l'organe de l'ouïe*, par le docteur Rosenthal, professeur à Berlin. (*Journal complémentaire du Dictionnaire des sciences médicales*, t. VI, p. 17.)

carie du rocher, les tubercules de cet os et les divers abcès qui en sont la suite.

Nous avons, cependant, consacré une place à l'anatomie morbide du catarrhe.

Quant à la pathologie et à la thérapeutique, proprement dites, nous laisserons parler deux grands maîtres, Itard et Saissy vont nous apprendre ce que l'on a fait pour elles : « Quelques idées vagues et surannées sur le relâchement et la tension de la membrane du tympan, dit le premier, sur les prétendus abcès de l'oreille, sur la paralysie du nerf auditif, sur l'occlusion de la trompe d'Eustache, composent presque toute la théorie des cophoses, de même que l'application banale des vésicatoires, l'instillation dans l'oreille externe de quelques liquides insignifiants, la perforation aventureuse de la membrane du tympan, comprennent toute la thérapeutique de ces maladies (1). » « La nosographie et la thérapeutique des maladies de l'oreille, ajoute le second, sont encore bien loin d'atteindre le degré d'avancement auquel elles sont susceptibles de parvenir (2). »

D'autres motifs, de plus d'une nature, détermineront très-probablement, et pour longtemps encore, la stagnation de cette branche des études médicales. D'abord, une sorte de défaveur s'attache, à tort ou à raison, à l'étude de ce que l'on est convenu d'ap-

(1) Itard, Préface de la première édition du *Traité des maladies de l'oreille et de l'audition*. Paris, 1821.

(2) Saissy, *Dictionnaire des sciences médicales*, t. XXXVIII, art. Maladies de l'oreille interne.

peler les spécialités; et, comme les succès pratiques sont le dédommagement de ceux qui, par circonstance ou par goût, choisissent une spécialité médicale, on étudie de préférence les affections de poitrine, les maladies des voies urinaires, celles de la peau, des yeux, etc.; car de nombreux succès sont assurés aux médecins qui poursuivent, avec ténacité et intelligence, ces sortes d'études; c'est que de savants et nombreux travaux ont été faits sur les maladies que nous venons de citer; c'est que des hôpitaux, des dispensaires, ont été ouverts pour leur traitement, et que des cours cliniques et de fortes études pratiques sont garantis aux élèves qui veulent s'en occuper.

Pour les études pratiques sur les maladies des oreilles, toutes ces ressources manquent à la fois.

Les considérations qui précèdent me semblent de nature à justifier, d'avance, les travaux consciencieux qui ont trait aux maladies de l'organe auditif; et le *catarrhe de l'oreille moyenne*, que je me prepose de traiter dans ce Mémoire, mérite peut-être plus que les autres maladies du même organe, de fixer l'attention des praticiens et d'appeler les efforts des travailleurs; car « c'est cette maladie, dit un praticien distingué, qui cause la plus grande partie des surdités, si répandues dans la société, et que l'on regarde comme incurables (1). » « Cette espèce de cophose (surdité catarrhale), dit Itard (2), est une

(1) *Essai sur le catarrhe de l'oreille*, par Alard; deuxième édition. Paris, 1807, p. 40.

(2) Itard, ouvrage cité, t. 2, p. 120.

de celles que j'ai rencontrées le plus fréquemment dans ma pratique, et sur laquelle je puis donner un plus grand nombre d'observations. »

Cette maladie est aussi celle que, pour ma part, je rencontre le plus souvent ; et je crois pouvoir affirmer que le catarrhe de l'oreille moyenne (dans le nord et dans l'ouest de la France au moins) cause à lui seul plus de surdités que toutes les autres affections de cet organe réunies. Et cependant, malgré sa fréquence et la gravité de ses résultats, cette maladie est une de celles qui laissent le plus à désirer, surtout pour le diagnostic et pour le traitement.

I

DIAGNOSTIC SPÉCIAL ET DIFFÉRENTIEL.

MARCHE DU CATARRHE DE L'OREILLE MOYENNE.

Confondu, par tous les auteurs anciens, avec les autres maladies de l'organe auditif, le *catarrhe de l'oreille moyenne*, a été décrit, jusqu'au commencement de ce siècle, sous les noms vagues d'otalgie, d'otorrhée, d'abcès de l'oreille, de relâchement du tympan, de surdité, etc., selon le symptôme prédominant, ou même, selon la période de la maladie ; et, ce n'est guère qu'au commencement de notre siècle, que les travaux du docteur Alard, et ceux d'Itard et de Saissy, en apportant quelque lumière dans le chaos de la nosographie auriculaire, permirent de distinguer les principaux caractères de cette maladie, et de lui assigner une place dans le cadre nosologique.

Le *catarrhe de l'oreille moyenne*, désigné par Alard (1) et par Saissy (2) sous le nom de catarrhe interne de l'oreille, a été décrit par Itard (3) et par Pinel (4) sous celui d'otite interne ; mais les auteurs que je viens de citer, en réunissant sous le nom collectif de catarrhe ou d'otite, des maladies essentiellement différentes, attaquant des tissus de diverse nature, et n'ayant ni symptômes, ni marche, ni pronostic communs, ces écrivains ont commis une grave erreur..., et ils semblent s'être attachés à la faire ressortir davantage en prescrivant, pour les deux espèces d'otite ou de catarrhe *interne* et *externe*, des traitements qui n'ont entre eux aucun rapport.

En décrivant, sous le nom de catarrhe, la maladie d'un conduit qui, comme le conduit auditif externe, est tapissé dans toute son étendue par un prolongement de la peau, jusques et y compris la face externe de la cloison du tympan, Alard et Saissy avaient oublié, sans doute, que l'appellation de *catarrhe* a été

(1) *Mémoire sur le catarrhe de l'oreille*. Paris, 1807, in-8°.

(2) *Maladies de l'oreille interne*. — *Dictionnaire des sciences médicales*, t. XXXVIII.

(3) Itard, *Traité des maladies de l'oreille et de l'audition*, deuxième édition. Paris, 1842, 2 vol. in-8°.

(4) Pinel, *Nosographie philosophique*. Paris, 1818, 3 vol. in-8°.

consarcée, par les auteurs, à une classe de maladies ayant pour siége exclusif les membranes muqueuses. Itard et Pinel, de leur côté, en rangeant, sous le même nom vague d'otite, deux maladies différentes, sont tombés dans une erreur analogue.

La maladie que je crois devoir désigner sous le nom de *catarrhe de l'oreille moyenne*, présente les caractères généraux du catarrhe : elle a son siége dans la membrane muqueuse qui, de l'ouverture gutturale de la trompe d'Eustache, va tapisser tout l'intérieur de ce conduit et la cavité du tympan, en se continuant, d'une part, avec la membrane muqueuse pharyngo-laryngée, et, de l'autre, avec celle des cavités mastoïdiennes.

Bien que l'on rencontre quelquefois le catarrhe borné à la trompe d'Eustache ou à la caisse du tympan, je crois pouvoir affirmer, d'après mes observations, et malgré l'opinion contraire du docteur Alard, qu'il occupe plus fréquemment ces deux cavités à la fois. C'est sous cette forme que nous allons l'examiner d'abord, nous réservant d'indiquer brièvement les symptômes spéciaux de la maladie bornée à la trompe d'Eustache, ou à la caisse du tympan.

Pour mettre plus d'ordre dans l'exposition du diagnostic, je diviserai le catarrhe de l'oreille en deux grandes sections, et je traiterai successivement du *catarrhe aigu* et du *catarrhe chronique*.

A. — Du Catarrhe aigu.

A l'état *aigu*, le catarrhe de l'oreille moyenne ne se manifeste, dans certaines circonstances, que par une légère douleur dans l'oreille, qui augmente, sous l'influence des mouvements de déglutition et d'expuition, et par l'inspiration de l'air froid. Il est accompagné, dans ce cas, de bourdonnements peu incommodes, ordinairement intermittents, et d'une dysécie passagère. L'air poussé par un effort d'expiration, la bouche et le nez étant fermés, pénètre dans la caisse, et y détermine une légère douleur, qui ne tarde pas à disparaître. Aucun phénomène de réaction n'accompagne, du reste, cet état qui se borne aux seuls symptômes qui viennent d'être exposés, n'occupe, le plus souvent, qu'une oreille, et ne dure que quelques jours. L'excrétion, par le moucher ou par le cracher, d'une petite quantité de mucus, annonce la fin de l'indisposition qui ne laisse aucune trace, et pour laquelle il est rare que le médecin soit appelé.

Au lieu de suivre la marche régulière qui vient d'être indiquée et de se résoudre franchement, il arrive parfois que le catarrhe, léger dans le principe, s'exaspère tout à coup, soit par suite d'une imprudence, soit par tout autre accident. D'autres fois, au lieu d'être légères, de courte durée et d'agir sur un sujet sain, les causes du catarrhe ont été graves et persistantes, ou ont sévi sur un sujet prédisposé. Dans ces deux cas, un nouvel ordre de phénomène apparaît. La douleur d'oreille n'est plus superficielle et légère, elle est profonde, gravative ; elle n'est plus bornée à l'oreille moyenne, elle s'étend à la gorge et au côté correspondant de la tête et du cou, dont elle gêne et entrave les mouvements... Je l'ai vue s'étendre à la face, à l'épaule et à toutes les parties qui reçoivent des ramifications du nerf facial... Une douleur très-vive accompagne alors les mouvements provoqués par la déglutition, par l'expuition et par l'éternuement. Le passage des aliments solides, et même des liquides dans le pharynx détermine, à l'origine de la trompe d'Eustache et dans toute l'étendue du conduit, un sentiment d'érosion et des élancements douloureux.

Une grande sécheresse des fosses nasales et de la gorge accompagne la maladie à son début ; dès le début aussi, des bourdonnements, des tintements d'oreilles commencent à se faire sentir, et tourmentent le malade, sans interruption et sans lui laisser de sommeil.

Une affection aussi grave que celle qui nous occupe ne peut rester longtemps concentrée dans l'organe auditif, sans provoquer un ensemble de sympathies redoutables. Bientôt, en effet, un malaise général, des frissons et un grand abattement se manifestent ; la bouche devient sèche, la soif s'allume, et il survient des nausées, souvent suivies de vomissements ; le ventre est constamment resserré et presque toujours douloureux à la pression ; le pouls est fréquent, quelquefois irrégulier; la peau chaude, les yeux brillants et injectés; et, quand la douleur est très-vive, ou chez les enfants, le système nerveux accuse sa participation au trouble général, par des rêvasseries, des convulsions, du délire, etc.

La sécheresse des fosses nasales et de la gorge est suivie, quelquefois au bout de douze ou quinze heures, d'autres fois au bout de deux ou trois jours seulement, d'une sécrétion abondante de mucus qui, d'abord ténu, devient bientôt visqueux et filant, et offre assez souvent une saveur salée remarquable. Si le conduit guttural de l'oreille est libre, cette sécrétion s'écoule par les trompes, et l'excrétion des mucosités a lieu par le nez ou par la bouche. Dans certains cas, le liquide excrété tombant dans la gorge, détermine, par sa présence dans les voies aériennes, des efforts douloureux de toux.

Mais quand, au lieu d'offrir aux mucosités un écoulement facile, le conduit guttural de l'oreille est rétréci ou complétement obstrué par la tuméfaction de ses parois, on voit apparaître une série de phénomènes plus redoutables que ceux qui ont été décrits. Le mucus amassé dans la caisse, faisant effort contre les parois résistantes de cette cavité, distend bientôt, outre mesure, la membrane du tympan. Cette distension, à laquelle Alard attribue les accidents nerveux qui surviennent quelquefois, ne peut dépasser certaines limites sans amener un des résultats suivants : ou, le liquide accumulé forçant la résistance que lui oppose la trompe d'Eustache rétrécie tombe dans la gorge ; ou, déchirant la membrane du tympan, il s'écoule par le conduit auditif; ou enfin, resserré dans les cellules mastoïdiennes, il détermine, par sa présence, l'érosion de l'os et de la peau, et forme un vaste abcès derrière l'oreille.

Dans tous ces cas, le liquide, en s'échappant au dehors, entraîne souvent avec lui les osselets de l'oreille.

A cette période, qui dure ordinairement plus longtemps que celle d'invasion, et qui a reçu des auteurs le nom d'*hydorrhée,* succède la période dite de *pyorrhée,* à cause de la nature purulente de l'excrétion, et dite aussi période de *résolution,* parce qu'elle indique la fin de la maladie. La rémission de tous les symptômes, et, en même temps, la diminution de la quantité, ainsi que l'augmentation de densité des matières excrétées, marquent cette phase, dont la durée est indéterminée.

L'imperméabilité de la trompe d'Eustache à l'air est la condition la plus ordinaire dans les cas graves ; et les efforts d'expiration tentés par le malade, pour la déboucher, ne servent qu'à augmenter ses douleurs.

Entre les deux états extrêmes qui viennent d'être décrits, et dont le premier passe quelquefois inaperçu, tandis que le second a été, plus d'une fois, suivi de mort, on conçoit une foule de nuances intermédiaires ; et ces catarrhes, de moyenne intensité, sont ceux que l'on rencontre le plus souvent. Il ne faudrait pas, néanmoins, conclure avec Kramer, qu'Itard a exagéré la gravité du catarrhe intense de l'oreille; et il faudrait encore moins accepter, pour symptômes du catarrhe aigu, ceux que cet auteur indique comme appartenant à cette forme, et qui sont les caractères réels du catarrhe chronique.

Les exemples du catarrhe aigu grave abondent dans les ouvrages de médecine. Les *fluxions d'oreilles* occasionnées par la *pituite*, et signalées par Hippocrate et par ses successeurs, les maladies désignées par les auteurs sous le nom d'abcès de l'oreille et d'otalgie, la plupart de ces affections appartiennent évidemment au catarrhe aigu de l'oreille moyenne. L'observation de Valentin (1) se rapporte également à un catarrhe de la caisse du tympan, avec sécrétion muqueuse très-abondante, suivi de délire chez un enfant. Il en est de même des observations x, xiii, xiv et xv d'Alard; iv, v, vi, vii, etc., d'Itard, désignées par ces auteurs sous les noms vagues d'observations d'otite et de catarrhe, et qui sont, en réalité, des histoires de catarrhe aigu grave de l'oreille moyenne.

Il est aisé, d'après ce qui précède, de se faire une idée exacte du catarrhe borné à la trompe d'Eustache ou à la cavité du tympan. Dans le premier cas, si l'affection est très-bénigne, une douleur légère, au fond de la gorge, un peu de gêne et quelques bourdonnements du côté malade, tels seront les seuls symptômes observables; et ils ne tarderont pas à dis-

(1) *Journal complémentaire des Sciences médicales*, t. XIX, page 173.

paraître. Si, par la suite ou dès le début, le catarrhe du conduit guttural acquiert un haut degré de gravité, la tuméfaction de la membrane muqueuse empêche le passage de l'air ; des bourdonnements et une dysécie en rapport avec le degré du gonflement surviennent, et la maladie se propage à la caisse, où elle se présente avec les caractères qui ont été indiqués.

Le catarrhe de la caisse du tambour qui, constamment, à l'état aigu ou chronique, accompagne la perforation de la membrane du tympan, existe rarement isolé, quand cette membrane est intacte. Une douleur sourde, des bourdonnements, et une sorte de craquement déterminé par le choc de l'air sur les parois de la cavité, tels sont les caractères assignés par les auteurs à cette maladie, que je n'ai pas eu l'occasion d'observer ainsi isolée.

Les maladies avec lesquelles on serait le plus exposé à confondre le catarrhe de l'oreille moyenne, sont l'otalgie et la carie du rocher. Avec un peu d'habitude, cependant, et par une observation attentive de l'origine, de la marche et des principaux phénomènes de la maladie, on évitera aisément cette confusion. Ainsi, tandis que le catarrhe de l'oreille atteint principalement les sujets muqueux et se développe, à l'occasion d'un refroidissement, ou sous une autre influence catarrhale, l'otalgie s'attaque presque toujours aux sujets nerveux, vient souvent sans cause connue, et, d'autres fois, succède à une odontalgie. Tandis que le catarrhe vient graduellement, parcourt ses périodes, et n'acquiert qu'avec le temps toute sa gravité, l'otalgie arrive brusquement, et atteint en quelques instants, quelquefois tout à coup, son *summum* d'intensité. Constamment, le cätarrhe intense est accompagné de *dysécie* et de *bourdonnements*. Dans l'otalgie, il n'y a, le plus souvent, aucune altération de la fonction auditive, et s'il existe quelquefois des bruits, ce sont des *sifflements*. Enfin, et comme dernier caractère distinctif des deux affections, le catarrhe, qui est arrivé graduellement, se résout de même, tandis que l'otalgie disparaît aussi brusquement qu'elle est apparue.

Des caractères différentiels, aussi tranchés que ceux qui séparent l'otalgie du catarrhe de l'oreille moyenne, distinguent aussi cette dernière affection de la carie du rocher. L'origine, la marche et surtout le pronostic, présentent les plus grandes différences. Ce n'est guère que chez les sujets atteints d'idiosyncrasies scrofuleuse ou syphilitique, ou, à la suite de chûtes et de coups violents portés sur la tête, que l'on a observé la carie du rocher. Les périodes de sécheresse et de flux muqueux, si constantes dans le catarrhe, manquent complétement ici, et sont remplacées par une douleur fixe, persistante, gravative, qui augmente réglurièrement tous les soirs, si la maladie est d'origine syphilitique. La douleur devient aussi plus forte et s'étend à tout le côté de la tête, par suite des mouvements brusques de cette partie, si la carie du rocher est le résultat d'une lésion traumatique.

Le mucus excrété qui, dans le catarrhe de l'oreille, présente les caractères du mucus ordinaire, est remplacé, dans la carie du rocher, par un liquide sanieux, âcre, mal lié, d'une odeur fétide, charriant souvent des fragments d'os, et colorant en brun les instruments d'argent. Enfin, quelques-uns des symptômes propres aux maladies chroniques du cerveau, tels que des fourmillements dans les membres, l'affaiblissement musculaire, la diminution de la mémoire, des vertiges, etc., accompagnent presque toujours la carie du rocher, tandis que le catarrhe de l'oreille moyenne reste exempt de ces redoutables symptômes.

B. — Du Catarrhe chronique.

Le catarrhe chronique de l'oreille moyenne, soit qu'il débute sous cette forme, soit qu'il succède au précédent, est celui pour lequel les malades viennent le plus souvent consulter ; et, c'est surtout cette affection qu'Itard et le docteur Alard avaient en vue, dans les deux passages que j'ai précédemment cités (p. 9 et 10).

Comme le catarrhe aigu, le catarrhe chronique occupe la totalité de l'oreille moyenne ou une seule de ses parties ; il n'existe que d'un côté, ou des deux à la fois ; enfin, il est simple ou compliqué.

Sous sa forme la plus légère, le catarrhe chronique ne présente d'autres symptômes qu'une dysécie peu marquée, et un bourdonnement qui devient rarement très-incommode.

Ces deux phénomènes, *dysécie* et *bourdonnement*, augmentent, d'une manière constante, sous l'influence des variations atmosphériques et des températures désignées sous le nom de *constitutions catarrhales*. Ils augmentent encore, par les voyages dans les pays froids, et diminuent, au contraire, ou même disparaissent complétement, par l'habitation dans les pays chauds.

L'air pressé dans l'arrière-bouche par un effort d'expiration, la bouche et le nez demeurant fermés, pénètre facilement dans la caisse.

L'exploration de l'oreille externe et celle de la gorge n'indiquent, le plus souvent, rien de particulier.

Le cathétérisme de la trompe d'Eustache, en général facile, développe peu de douleur. Une douche d'air poussée à travers le conduit guttural, pénètre aisément dans la caisse et en parcourt toutes les sinuosités.

Si le catarrhe chronique léger s'annonce par des symptômes aussi bénins que ceux qui viennent d'être indiqués, et, s'il n'entraîne après lui qu'une légère infirmité, la même maladie, très-intense, demeure rarement exempte d'accidents graves. A un degré très-avancé, il est rare que la cophose reste bornée à une oreille ; ordinairement les deux sont atteintes, et le malade cesse d'entendre, même les bruits les plus forts et les plus rapprochés. Des bourdonnements continuels, de diverses sortes, le tourmentent sans cesse ; et, ainsi que le fait observer Itard (1), « les changements de température res-

(1) Ouvrage cité, t. 2, p. 121.

tent sans influence sur la surdité et sur les bruits.»

Le conduit auditif externe est sec, et la membrane du tympan, au lieu de présenter la belle couleur brillante et nacrée qui lui est habituelle, n'offre plus qu'une teinte mate et terne.

L'arrière-bouche est ordinairement le siége d'un engorgement chronique ; mais, quelquefois aussi, elle reste saine. Dans ce cas, le malade fait aisément passer l'air dans la caisse, par un effort d'expiration. Dans ce cas aussi, le cathétérisme de la trompe est facile, et la douche d'air pénètre, du premier coup, jusque dans la caisse, sans occasionner aucune douleur.

Quand, au contraire, l'engorgement de la membrane pharyngo-laryngée s'est propagé dans la trompe d'Eustache, l'air expiré ne pénètre plus dans la caisse ; et la bougie, au lieu de s'engager facilement dans l'orifice guttural, s'arc-boute contre les parois et refuse d'avancer. Un agacement et une douleur plus ou moins intenses accompagnent ces tentatives ; et, si l'on essaye de pousser de l'air dans la cavité du tympan, il reflue aussitôt dans la gorge, en faisant entendre le bruit particulier connu sous le nom de *bruit de trompe*.

Bien que l'on ait plus souvent occasion d'observer ces deux degrés extrêmes du catarrhe chronique que les mêmes degrés du catarrhe aigu, ces deux formes, néanmoins, sont plus rares que la forme intermédiaire dont je vais parler.

La plupart des malades qui viennent consulter, pour la surdité catarrhale de moyenne intensité, racontent l'origine et les progrès de leur maladie, de la manière suivante : A la suite d'angines ou de coryzas répétés, ils se sont aperçus, tout à coup, qu'une de leurs oreilles était devenue paresseuse. Plus souvent encore, surtout quand l'accident est arrivé à de jeunes sujets, ce n'est que quand l'observation leur en a été faite, qu'ils ont reconnu leur surdité... Cette affligeante découverte devient, pour quelques-uns, le sujet de pénibles préoccupations, qui prennent le caractère d'une sombre tristesse, quand ils s'aperçoivent, plus tard, que l'oreille qu'ils croyaient bonne a également baissé.

Aussi longtemps, néanmoins, que la dysécie reste bornée à un seul côté; aussi longtemps surtout qu'elle n'est pas accompagnée de bourdonnements, il est rare que les malades réclament les secours de la médecine. Mais bientôt, sous l'influence des mêmes causes qui ont déterminé le premier accident, ou même sans cause appréciable, la surdité fait tout à coup des progrès rapides, et les bourdonnements commencent. Faibles, d'abord, et n'apparaissant que par intervalles, ils deviennent bientôt forts et continus ; ils augmentent, ainsi que la dysécie, par l'effet du froid et de l'humidité, pour diminuer dans les circonstances de température opposées; enfin, le moment arrive où ils deviennent permanents.

Dans quelques cas rares, le catarrhe de l'oreille commence, à la fois, des deux côtés; mais j'ai constamment trouvé (dans les surdités catarrhales doubles) la dureté d'ouïe plus intense d'un côté, soit que l'invasion eût été plus soudaine, soit que la maladie eût marché avec plus de rapidité de ce côté.

L'examen direct du malade fournit les renseignements suivants :

Hors les cas de complication, que j'indiquerai bientôt, le conduit auditif est sain dans toute son étendue ; et, le plus souvent, la membrane du tympan demeure aussi en état parfait d'intégrité. La gorge ne présente, dans quelques circonstances, rien de remarquable ; mais, plus souvent, les amygdales, la luette, les piliers et le voile du palais sont le siége d'une tuméfaction et d'une coloration manifestes ; et alors le malade ne peut, malgré ses efforts, faire passer l'air dans la caisse du tympan.

Le cathétérisme fournit au diagnostic des renseignements précieux. Pour peu que le catarrhe conserve d'acuité, pour peu que la tuméfaction ait une certaine étendue et que le sujet soit irritable, le contact de la bougie détermine de la douleur et des efforts de déglutition. Le pavillon de la trompe, rétréci par le gonflement, refuse d'admettre le cathéter ; et cette résistance est telle, dans certains cas, que l'on doit, par prudence, suspendre les tentatives d'introduction. Cependant, en substituant une bougie plus petite, ou en remettant les tentatives au lendemain, on parvient, le plus souvent, à s'engager à quelques millimètres de profondeur dans le conduit. Une douche d'air, poussée alors dans la bougie, pénètre en partie dans la caisse, et en partie reflue dans la gorge. L'ouïe s'améliore quelquefois instantanément ; mais ce résultat est loin d'être constant, comme on l'affirme journellement; et il est bien plus ordinaire de voir l'étourdissement et l'augmentation momentanée de la surdité succéder à ces injections. Le bruit de parchemin froissé ou de pluie tombant sur les feuilles sèches, que le docteur Deleau (1) considère comme le signe certain du passage de l'air dans les cavités de la caisse du tympan, ce bruit indique, bien plutôt, la présence dans la caisse d'une certaine quantité de mucosités, que l'air agite et fait bouillonner. Je pourrais, en preuve de cette assertion, citer un grand nombre de faits. Je me bornerai à celui d'une dame affectée de cophose complète de l'oreille gauche et de simple dysécie de la droite. La surdité de cette dame, que je traite en ce moment, a été caractérisée avec raison, par Itard et par d'autres praticiens, de *surdité catarrhale*; et la douche d'air injectée dans les caisses du tympan fait entendre très-distinctement, à gauche, ce bruit de craquement signalé comme si favorable par le docteur Deleau, tandis que le bruit produit du côté droit est sec et sonore. L'ouïe, néanmoins, revient à droite; et tous les traitements dirigés contre la cophose de l'oreille gauche, par Itard et par ceux qui, depuis, ont, ainsi que moi, traité la malade, sont demeurés et demeureront très-probablement sans résultat.

On observe assez souvent le catarrhe chronique

(1) Deleau jeune. *Traité du cathétérisme de la trompe d'Eustache*. Paris, 1828.

borné à la trompe d'Eustache, où il présente les caractères principaux de celui qui vient d'être décrit. Les commémoratifs, la marche de la maladie, les bourdonnements, la dysécie, sont les mêmes; et l'obturation du conduit, accompagnée ou non de tuméfaction de la gorge, existe également. La différence la plus tranchée entre cette affection partielle et la première, c'est que, dans le catarrhe de la trompe, la simple dilatation mécanique du conduit, par la bougie, améliore l'ouïe instantanément, tandis que, dans le catarrhe complet, ce résultat est, comme je l'ai déjà dit, excessivement rare, si même on l'a jamais obtenu.

Le catarrhe isolé de la caisse, que je n'ai jamais observé à l'état aigu, ne s'est pas non plus présenté à mon observation sous forme chronique; mais, rien n'est plus commun que de le rencontrer compliqué de perforation de la membrane du tympan.

Tant que la tuméfaction de la gorge reste bornée dans de certaines limites, on doit plutôt la considérer comme un symptôme habituel du catarrhe de l'oreille moyenne que comme une complication. Étendu, dans quelques cas, uniformément aux amygdales, à la luette, aux piliers et au voile du palais, l'engorgement est plus souvent concentré dans une de ces parties. Les amygdales, notamment, acquièrent parfois un développement tel, chez les jeunes sujets, qu'elles nuisent, en même temps, à l'audition, à la phonation, à la respiration et à la déglutition. L'examen le plus superficiel permet de constater cet état.

Les tissus de la gorge, rouges et tuméfiés, sont comme englués d'une salive copieuse et filante, et l'haleine est ordinairement fétide. L'inspiration est pénible et bruyante, la déglutition douloureuse, et le malade ne peut dormir que la bouche ouverte. Dans ces cas extrêmes, la complication devient la maladie principale, puisqu'elle compromet les jours du malade, et elle exige un traitement prompt et actif. Mais il est rare que la tuméfaction soit portée à ce degré, et, le plus souvent, tout se réduit à un simple engorgement, borné même quelquefois à l'amygdale du côté le plus malade.

La perforation de la membrane du tympan (1), soit accidentelle, soit résultant d'un abcès ou de toute autre cause, cette perforation, quand elle demeure permanente, entretient constamment un état catarrhal de la caisse, auquel souvent participe la trompe d'Eustache. Le catarrhe, qui, dans ce cas, n'est pas la maladie principale, est sujet à des exacerbations fréquentes et douloureuses; elles surviennent principalement par l'action du froid, et déterminent un sentiment pénible de sécheresse et de tension d'abord; puis, elles sont bientôt suivies d'une excrétion de mucosités, après quoi le malade cesse de souffrir.

(1) Depuis la publication de son mémoire sur le catarrhe de l'oreille, le docteur Hubert Valleroux en a fait un autre pour démontrer l'abus et les dangers de la perforation de la membrane du tympan, considérée comme moyen curatif de la surdité. Le mémoire a été lu à l'Académie royale de médecine, le mai 1843, et édité par G. Baillère.

Rien n'est plus aisé que de constater la perforation de la membrane du tympan. L'exploration du conduit auditif, au moyen du *speculum*, et le passage de l'air par l'oreille externe, quand le malade fait un effort d'expiration, ces deux circonstances ne peuvent laisser aucun doute sur l'existence de la lésion.

Kramer a signalé comme une complication très-ordinaire du catarrhe, l'écoulement du conduit auditif, connu sous le nom d'*otorrhée purulente*. Cette complication, ou plutôt cette coïncidence de deux maladies bien distinctes est, en effet, fréquente chez les enfants, et se retrouve quelquefois chez les malades affectés de perforation de la membrane du tympan ; mais, rien n'est plus rare que de la rencontrer chez les adultes qui ont conservé l'intégrité de cette cloison.

Les maladies qui se rapprochent le plus du catarrhe chronique de l'oreille moyenne, et avec lesquelles, par conséquent, on serait plus tenté de le confondre, sont : la carie du rocher, la surdité dite *nerveuse* et la surdité par *congestion sanguine*.

En établissant plus haut (p. 23 et suivantes) le diagnostic différentiel du catarrhe aigu de l'oreille et de la carie du rocher, j'ai indiqué sommairement les caractères principaux de cette dernière affection ; et je n'y reviendrais pas ici, s'il ne s'agissait de maladies aussi peu connues que celles qui font l'objet de ce travail. La carie du rocher, comme je l'ai dit, ne se rencontre que chez les sujets scrofuleux ou syphilitiques, ou à la suite de graves lésions du crâne. Cette origine, qui n'a aucun rapport avec celle du catarrhe, qui affecte surtout les sujets muqueux, et se développe sous l'influence du froid et de l'humidité, n'est pas le seul caractère qui différencie ces deux maladies.

Le catarrhe offre constamment, dans sa durée, des alternatives de mieux et d'aggravation, sous l'influence de l'état hygrométrique de l'air. Les variations de température sont sans influence sur la surdité qui est la suite de la carie ; mais, quand cette maladie de l'os est d'origine syphilitique, la chaleur du lit augmente constamment les douleurs. Dans le catarrhe chronique, comme dans le catarrhe aigu de l'oreille, le mucus sécrété se présente avec les propriétés du mucus ordinaire, tandis que le liquide qui provient de la carie offre tous les caractères du pus des os, est âcre, sanieux et teint en noir les instruments d'argent. Enfin, la carie du rocher, surtout quand elle existe depuis longtemps, entraîne des accidents nerveux consécutifs, que le catarrhe de l'oreille n'amène jamais après lui.

Si, en ophthalmologie, la cécité nerveuse est encore si peu connue, la surdité de même nom est beaucoup moins connue encore. C'est pourtant à une lésion nerveuse que l'on attribue, d'ordinaire, les cophoses que l'on ne peut rattacher à aucune cause, et, il n'est peut-être pas une variété de la surdité, qui n'ait été caractérisée de *surdité nerveuse*. Un des exemples de cette erreur de diagnostic qui m'ait le plus frappé, parce qu'il faillit avoir de funestes conséquences, que les médecins consultés avant moi auraient prévues par un examen attentif, m'a été fourni par une dame de la rue du Temple. Depuis un an et demi environ, cette dame avait suivi plusieurs traitements pour une surdité accompagnée de bruits continuels et de diverse nature. Des purgatifs, des saignées générales et locales, des vésicatoires derrière les oreilles, aux tempes et à la nuque, tout l'appareil antiphlogistique avait été employé contre cette surdité, que l'on avait diagnostiquée *surdité nerveuse*. La malade qui se trouvait, par une fâcheuse coïncidence, à l'époque du retour, avait rapidement perdu ses forces, et était devenue d'une maigreur effrayante. L'appétit et le sommeil avaient complétement disparu, pour faire place à une grande exaltation, au dégoût de la vie, et à une incohérence d'idées assez prononcée pour inspirer des inquiétudes à sa famille. Tous ces accidents étaient de nature à confirmer le premier diagnostic ; et, en effet, on commença à prodiguer les antispasmodiques, sans toutefois, abandonner les révulsifs.

Ces accidents si graves cédèrent à une médication bien simple. Quelques injections d'eau tiède me suffirent, pour guérir cette surdité, qui était causée par un tempon durci de cérumen appliqué sur chaque membrane du tympan.

L'examen attentif de l'origine de la maladie fournit encore ici les plus précieux éléments du diagnostic différentiel. Les convulsions et les hydropisies intracrâniennes chez les enfants; les fièvres cérébrales, ataxiques, typhoïdes, et les apoplexies cérébrales dans un âge plus avancé, telles sont les causes les plus fréquentes de la surdité nerveuse qui, comme on voit, n'a aucun rapport d'origine avec la surdité catarrhale. Les variations de température, qui exercent une si puissante action sur celle-ci, restent sans influence sur celle-là. Quant à la nature des bruits, bien que l'on ne doive y attacher qu'une importance secondaire, on a cependant remarqué qu'ils ont, dans la surdité nerveuse, un caractère particulier de sifflement, tandis que les bourdonnements sont plus propres à la surdité catarrhale.

Beaucoup de sourds recouvrent momentanément l'ouïe, lorsqu'ils sont dans une voiture qui roule sur un pavé sec; et, ces mêmes sourds entendent aussi beaucoup mieux au milieu d'une foule bruyante, ou au voisinage de machines en mouvement. Ce phénomène, que l'on a indiqué comme un caractère constant de la surdité nerveuse, et que je dois signaler, pour prévenir une erreur de diagnostic, ce phénomène se retrouve dans d'autres surdités, et notamment dans plusieurs surdités catarrhales anciennes, et dans certaines cophoses par tuméfaction du conduit auditif externe, et par perforation de la membrane du tympan. On ne peut donc y attacher qu'une valeur secondaire.

La surdité, par *congestion sanguine*, arrive de plusieurs manières. Elle est quelquefois déterminée par une violence extérieure: tel est le cas rapporté par Littre, et dont on trouve l'observation dans l'*Histoire de l'Académie des sciences* (année 1705); tels sont encore les exemples fournis par Itard dans les observations LXXX, LXXXI, LXXXII, LXXXIII, LXXXIV, LXXXV et LXXXVI.

La considération seule de l'origine de la surdité qui, dans ces divers cas, est survenue, tout à coup, chez des sujets bien portants d'ailleurs, à l'occasion de coups, de chutes sur la tête, etc., cette considération seule est suffisante pour établir le diagnostic différentiel.

Chez d'autres sujets, la surdité par congestion résulte d'un anévrysme développé, soit dans les artères voisines de l'oreille, telles que les carotides, soit dans les grosses branches de l'artère maxillaire interne, ou dans les artérioles mêmes de l'organe auditif. Les caractères propres aux anévrysmes des gros vaisseaux, dans le premier cas, et, de plus, la perception par le malade de battements parfaitement isochrones à ceux du pouls, ou la sensation d'un choc contre l'oreille, à chaque pulsation artérielle, tels sont les symptômes de cette espèce de surdité. Les mêmes battements artériels et le même choc isochrone aux battements du pouls, s'accélérant ou se ralentissant avec lui, constituent encore le caractère distinctif de la seconde espèce de cophose. Comme la première, elle augmente ou diminue, sous l'influence du mouvement circulatoire, mais elle n'éprouve aucun changement des variations atmosphériques; et, ce seul caractère suffit pour la distinguer de la surdité catarrhale. Une dernière espèce de surdité par *congestion sanguine*, que l'on pourrait encore confondre avec la surdité catarrhale, est celle qui résulte de pléthore, quelquefois générale, mais plus souvent bornée au système sanguin de la tête, et qui est, comme les précédentes, accompagnée de battements artériels. C'est chez les jeunes filles sanguines mal réglées, et chez les hommes replets adonnés aux travaux de cabinet, que je l'ai observée le plus souvent. Les battements artériels acquièrent leur plus grande intensité, à l'époque des règles, chez les premières, et, à l'occasion des travaux intellectuels prolongés, chez les derniers.

On observe quelquefois cette espèce de surdité, coïncidant avec la surdité catarrhale, chez le même individu. Parmi plusieurs exemples que je pourrais citer, le plus remarquable m'a été présenté par un ecclésiastique étranger. Il avait été atteint, étant au séminaire, vers l'âge de vingt-deux ans, d'un commencement de surdité qui avait succédé à plusieurs rhumes de cerveau et de poitrine qu'il gagna pendant un hiver. Ce commencement de surdité, qui ne l'empêcha pas de continuer ses études et de recevoir les ordres, resta stationnaire, pendant plusieurs années ; mais, à la suite de grandes fatigues, éprouvées dans l'exercice de son ministère, l'ouïe baissa tellement qu'en quelques mois il se trouva hors d'état de confesser. Un bourdonnement, léger et intermittent dans le principe de la maladie, était devenu, à cette époque, très-incommode et continuel. Des saignées locales et générales, des vésicatoires à profusion et un cautère à la nuque, entretenu pendant un an, n'arrêtèrent pas même les progrès de la surdité. Le malade, qui avait alors trente-cinq ans environ, se trouvant, par suite de son infirmité, hors d'état de vaquer aux fonctions actives du ministère, se livra aux travaux de cabinet avec une grande énergie. Bien résigné à vivre avec son infirmité, puisque tous les remèdes étaient demeurés inutiles, il avait abandonné tout traitement, et, dès lors, il commença à acquérir de l'embonpoint. Une nuit, après avoir veillé plus tard que d'habitude, il fut éveillé, tout à coup, par des battements qu'il éprouvait dans toute la tête, et surtout dans les oreilles. Ces battements, parfaitement isochrones à ceux du pouls, ne l'ont pas abandonné depuis ; et, aujourd'hui, cet ecclésiastique qui a quarante-cinq ans, éprouve sans cesse deux sortes de bruits bien distincts ; l'un, qui a coïncidé avec l'affection catarrhale, est un bourdonnement continuel ; l'autre, qui a commencé depuis, consiste dans des battements isochrones à ceux du pouls. Les premiers bruits augmentent, sous l'influence du froid et de l'humidité, pour diminuer dans les circonstances de température opposées ; les seconds n'éprouvent de variations que sous l'influence des causes qui activent ou ralentissent la circulation générale.

Des considérations qui précèdent, il résulte qu'avec quelque attention, on distinguera aisément, l'une de l'autre, les diverses affections qui viennent d'êtres passées en revue. Le catarrhe chronique surtout ne pourra être confondu avec aucune, puisqu'il en est séparé par des différences radicales qui portent, en même temps, sur l'étiologie, la marche, la durée et le pronostic, en un mot, sur toutes les phases de la maladie.

II

DURÉE.

La durée du catarrhe de l'oreille moyenne, subordonnée d'ailleurs à une foule de circonstances, présente surtout de notables différences, selon l'état d'acuité ou de chronicité de la maladie. Sous la forme aiguë la plus légère, que nous avons étudiée d'abord, et lorsqu'il se développe chez un sujet jeune et sain, le catarrhe parcourt, assez souvent, toutes ses périodes en quatre ou cinq jours ; mais, sous la forme chronique et chez les sujets âgés ou maladifs, il dure, le plus souvent, aussi longtemps que la vie.

Les circonstances que je signalerai, plus tard, comme causes prédisposantes ou efficientes du catarrhe de l'oreille, sont aussi celles qui exercent sur sa durée absolue, ou sur celle des diverses périodes, la plus grande influence. Ainsi, la constitution catarrhale des malades, l'habitation dans les lieux froids et humides, l'exposition fréquente de la tête ou du corps aux courants d'air, ces diverses causes, qui prédisposent au catarrhe ou qui le font naître, sont aussi celles qui en prolongent le plus ordinairement la durée. Les complications que j'ai déjà indiquées, le coryza, l'angine chronique, la perforation de la membrane du tympan, etc., exercent sur la durée de la maladie une influence fâcheuse, et leur persistance est également suivie de la prolongation indéfinie du catarrhe.

Si des différences aussi considérables se présentent dans la durée absolue des diverses espèces de catarrhe de l'oreille, des différences non moins grandes se font remarquer dans la durée relative des trois grandes périodes de la maladie. C'est ainsi que j'ai vu des séries d'angines et de coryzas prolonger la seconde période pendant des mois entiers ; mais, c'est ordinairement sur la troisième, ou période de Pyorrhée, que portent les plus grandes anomalies ; et, c'est à la durée indéfinie de celle-ci, que l'on doit, presque constamment, rapporter le catarrhe incurable de la caisse qui accompagne la perforation de la membrane du tympan.

III

TERMINAISON.

La mort n'est que bien rarement la suite du catarrhe de l'oreille moyenne. Cependant, les auteurs en citent quelques exemples ; mais, lorsqu'elle a lieu, c'est par l'extension de la maladie à des tissus plus profonds, ou par l'apparition, sous l'influence des sympathies, de maladies des organes des grandes cavités, tels que le cerveau. Le catarrhe de l'oreille est devenu, dans ces cas, la cause déterminante de la carie du rocher, de la méningite, de l'abcès du cerveau, etc., et, dans ces cas aussi, la maladie primitive, devenue tout à fait secondaire en importance, a été complétement négligée, si même on en a constaté l'existence.

La résolution qui, des divers modes de terminaison, est le plus favorable, est aussi fort heureusement le plus commun, surtout pour la forme aiguë du catarrhe. Elle s'annonce par la diminution graduelle des symptômes, et par l'excrétion d'un mucus de plus en plus consistant qui présente, dans certains cas, toutes les apparences du pus. En même temps que cette excrétion a lieu, les bourdonnements qui, dans le cours des catarrhes intenses, tourmentent tellement le malade qu'il ne se plaint souvent que de ce symptôme, les bourdonnements diminuent graduellement, pour disparaître bientôt tout à fait. L'ouïe, de son côté, regagne peu à peu la finesse qu'elle avait perdue ; et la trompe d'Eustache, oblitérée dans les premiers temps de la maladie, redevient libre, et laisse à l'air une voie facile, de la gorge dans la cavité du tympan. L'angine et le coryza, qui avaient accompagné le catarrhe de l'oreille, suivent les mêmes phases dans leur résolution, qui s'annonce, également, par l'excrétion de mucosités et par le retour à l'état normal de la structure et des fonctions de l'organe.

La terminaison par métastase est encore une des

plus fréquentes du catarrhe de l'oreille moyenne. Elle arrive naturellement ou provoquée par l'art, et de plusieurs manières. Assez souvent, de la mambrane muqueuse de l'oreille qu'il abandonne, le catarrhe se porte, tout à coup, sur celle des bronches, de la vessie, etc., où il parcourt régulièrement ses périodes ; plus souvent, de vives coliques, suivies d'évacuations qui quelquefois se prolongent pendant très-longtemps, viennent subitement mettre fin au catarrhe de l'oreille et rendre à cet organe l'intégrité de ses fonctions. Le retour du flux hémorrhoïdal ou menstruel, l'apparition d'un épistaxis ou autre écoulement naturel ou accidentel, peuvent encore être considérés comme des terminaisons, par métastase, du catarrhe de l'oreille. Les auteurs nous ont conservé plusieurs observations de ces divers modes de terminaison. Une des plus curieuses est celle que cite Plater (liv. 3, p. 735) ; elle a rapport à une jeune fille de treize ans qui fut prise, tout à coup, d'un flux abondant de l'oreille, à la suite de la guérison d'une maladie de vessie, dont le principal symptôme consistait dans une abondante émission d'urines. Des diurétiques ayant rappelé les urines, l'écoulement de l'oreille cessa ; et ce mouvement alternatif de la vessie à l'oreille se renouvela jusqu'à trois fois, après quoi la malade fut guérie.

Les modes de terminaison qui précèdent, sont communs aux formes aiguë et chronique du catarrhe. D'autres sont propres seulement à la première : tel est le passage du catarrhe de l'état aigu à l'état chronique qui, comme je l'ai déjà dit, s'annonce ordinairement par la prolongation indéfinie de la dernière période, ou par des rechutes fréquentes; telles sont encore les terminaisons du catarrhe, par rupture de la membrane du tympan et par abcès de la région mastoïdienne, qui ont été indiquées.

IV

PRONOSTIC.

Borné à la trompe d'Eustache, récent et exempt de complications, le catarrhe de l'oreille moyenne offre de nombreuses chances de guérison; et, ces chances équivalent presque à une certitude, quand le malade est jeune, sain et environné de soins hygiéniques convenables. L'extension de la maladie à la caisse, les autres circonstances restant d'ailleurs les mêmes, modifie peu le pronostic; mais, ces chances décroissent, à mesure que manquent une ou plusieurs des conditions qui ont été indiquées. L'âge avancé du malade, sa mauvaise constitution, sa prédisposition marquée aux affections catarrhales, l'ancienneté de la maladie, l'habitation dans un lieu humide, l'usage d'une alimentation malsaine ou insuffisante, la nécessité de rester dans le lieu où s'est développée l'affection, chacune de ces circonstances rend moins favorable le pronostic. Et la réunion de plusieurs, chez le même malade, le rend constamment fâcheux. La perforation de la membrane du tympan rend la guérison complète impossible, quoi qu'en aient pu dire certains observateurs, qui n'avaient pas examiné les malades avec assez de soin, avant et après l'accident.

V

CAUSES.

L'hérédité qui joue un si grand rôle dans la production des surdi-mutités, comme le prouvent les rapports des institutions des sourds-muets de Paris, Cologne, Hambourg, du Jutland, du Danemark, de Saint-Pétersbourg, d'Angleterre, où vingt familles comptent à elles seules quatre-vingt-dix sourds-muets, des États-Unis, etc., l'hérédité a, dans la production du catarrhe de l'oreille moyenne, une influence aussi incontestable que celle qui vient d'être signalée. J'ai vu des familles nombreuses, dont tous les membres avaient éprouvé des catarrhes de l'oreille moyenne, et dont plusieurs étaient devenus sourds, par cette cause. Cette influence est telle, dans certains cas, que, chez plusieurs membres d'une même famille, la surdité catarrhale débute du même côté. Dans une maison où j'ai été appelé, cinq enfants, frères et sœurs, ont été successivement atteints de surdité catarrhale; et, chez tous, le catarrhe a commencé par l'oreille gauche. Depuis, il a envahi la droite chez quelques-uns, et il est très-probable qu'il en sera de même, pour ceux qui n'ont été jusqu'ici affectés que d'un côté.

Certains sujets, désignés ordinairement sous le nom de lymphatiques, tandis que l'appellation de muqueux leur conviendrait davantage, sont caractérisés par une prédisposition fâcheuse aux affections catarrhales. Sous l'influence des plus légères variations atmosphériques, par suite d'un refroidissement partiel ou total du corps, par l'exposition, même momentanée, à un courant d'air, ils s'enrhument à peu près constamment ; et, pour peu qu'ils vivent dans un pays où l'on éprouve de fréquentes variations de température, ils sont affectés d'angines et de coryzas permanents. C'est aussi, chez ces mêmes sujets, que l'on trouve le plus souvent la surdité catarrhale.

La faiblesse, la convalescence, le défaut d'insolation, la mauvaise nourriture, les affections tristes, les pertes abondantes de sang, en un mot toutes les causes débilitantes qui prédisposent au catarrhe en général, prédisposent également à celui-ci ; et il sévit, de préférence, sur les enfants, les femmes et les vieillards.

Les pays froids et humides, tels que l'Angleterre et la Hollande, sont ceux où on l'observe le plus souvent ; et, dans nos climats tempérés, le printemps et l'automne sont ses saisons de prédilection. Il est plus fréquent et plus tenace dans les quartiers populeux et mal aérés, ainsi qu'au voisinage des étangs et des rivières.

Au premier rang des causes occasionnelles du catarrhe de l'oreille moyenne, il faut placer les épidémies catarrhales, dont les auteurs nous ont conservé de nombreuses histoires. Saillant (1), entre autres, cite les épidémies catarrhales de **1732** et **1780** comme ayant été accompagnées de douleurs d'oreilles, de bruits et d'élancements, « qui ne s'apaisèrent que par l'excrétion abondante d'une sérosité fétide. »

Les épidémies de grippe qui, dans ces dernières années, ont sévi, à plusieurs reprises, en divers pays d'Europe, étaient très-souvent accompagnées de catarrhe de l'oreille; et j'ai eu occasion de traiter nombre de malades, dont la surdité datait de l'invasion de cette maladie.

Les fièvres éruptives, la rougeole et la scarlatine surtout, sont presque constamment accompagnées de douleurs d'oreilles; et souvent la surdité persiste, comme symptôme consécutif de ces affections.

Viennent ensuite et successivement, comme causes occasionnelles du catarrhe, les causes générales des maladies, le refroidissement subit de la totalité ou d'une partie du corps, la répercussion d'un exanthème, les écarts de régime, la suppression d'une évacuation habituelle ou accidentelle, etc. J'ai, en ce moment, sous les yeux, un exemple remarquable de surdité déterminée par cette dernière cause. C'est celui d'une religieuse qui fut prise tout à coup, il y

(1) *Tableau des épidémies catarrhales*. Paris, 1780, in-12.

a dix-huit, de bourdonnements et de surdité de l'oreille gauche, après la guérison d'un rhume qui avait duré plusieurs mois. Une forte diarrhée, survenue tout à coup, fit disparaître les bruits et la surdité, qui recommencèrent aussitôt que le flux eut cessé, pour disparaître de nouveau, sous l'influence d'un autre cours de ventre, et ainsi successivement, plusieurs fois. J'ai déjà dans ma pratique plusieurs exemples de faits semblables, et l'on en trouve un plus grand nombre dans les auteurs.

VI

TRAITEMENT.

Le traitement, qui est le but définitif de toute investigation médicale, et qui doit juger, en dernier ressort, la valeur des théories thérapeutiques, exige, entre autres conditions, pour être rationnel, la connaissance exacte de la nature, du siége et de l'étendue de la maladie. Or, cette base de toute thérapeutique, le diagnostic n'ayant été établi, pour le catarrhe de l'oreille moyenne, que dans ces derniers temps, tous les traitements de la surdité catarrhale, conseillés avant Itard et Saissy, ont été fatalement soumis à l'influence de l'empirisme et du hasard, changeant ainsi au vent de toute doctrine médicale nouvelle. Pour se convaincre de la vérité de cette assertion, il suffit de se rappeler les passages de ces auteurs, que nous avons cités en commençant.

La médecine de nos jours a-t-elle, au moins, profité des travaux de ces deux savants ? Ici, on peut en appeler au témoignage de tous les praticiens. Pour moi, qui reçois journellement un assez grand nombre de sourds, voici ce que je puis affirmer à cet égard. De tous ceux qui viennent me consulter, après avoir été soumis à des traitements antérieurs, dix-neuf, au moins, sur vingt (quels que soient d'ailleurs leur âge et leur tempérament, le siége et la nature de leur maladie, qu'elle soit simple ou compliquée, etc.) ont été soumis à la médication suivante : Au début, saignées générales ou plus souvent locales, au moyen des ventouses, puis vésicatoires répétés derrière les oreilles et au cou, et enfin, comme complément, application à la nuque d'un cautère ou d'un large séton. J'ajouterai qu'il n'est jamais venu à ma connaissance qu'aucune surdité catarrhale ait été guérie, par l'emploi de ces moyens, malgré leur cruelle énergie.

Considéré, sous le point de vue du catarrhe, en général, le traitement de la maladie qui nous occupe rentre dans la thérapeutique générale des affections catarrhales. Eu égard au catarrhe de l'oreille moyenne, en particulier, un traitement spécial est indiqué.

Quels que soient le caractère et l'étendue de la maladie ; qu'elle soit aiguë ou chronique, simple ou compliquée ; quels que soient l'âge et la constitution des malades, une première et indispensable condition pour le succès du traitement, c'est la réunion des moyens hygiéniques convenables. Seuls, les soins de l'hygiène suffisent quelquefois pour obtenir la guérison. La privation de quelques-uns la rend constamment plus difficile ; leur défaut complet la rend impossible.

Au premier rang de ces moyens, il faut placer une température douce et uniforme. Sous ce rapport, nul climat en Europe n'est aussi favorable que celui d'Italie, de Naples surtout ; et l'été qui, dans nos pays, offre la température qui se rapproche le plus de celle d'Italie, est la saison la plus avantageuse pour le traitement. Si l'on ne peut choisir la saison, il convient, au moins, d'insister fortement sur l'emploi des moyens propres à soustraire le corps aux brusques variations de température, et de recommander aux malades l'usage des vêtements de flanelle et des bas de laine. L'habitation dans une maison bien aérée, exposée au midi et éloignée des quartiers bruyants, la sobriété et la régularité dans les repas et dans tous les actes de la vie, telles sont les conditions les plus propres à seconder le traitement médicamenteux proprement dit.

Pour suivre, dans l'exposition du traitement, le même ordre qui m'a servi pour le diagnostic, je décrirai successivement la thérapeutique du *catarrhe aigu* et celle du *catarrhe chronique*. Sous chacun de ces titres généraux, rentrera le traitement *immédiat* proprement dit, c'est-à-dire le traitement adressé directement à l'organe auditif ; puis, le traitement *médiat*, constitué par l'ensemble des moyens médicamenteux destinés à agir, soit par voie de continuité de tissu, comme les errhins, les gargarismes; soit en modifiant la constitution générale, comme les toniques; soit par voie de sympathie et de dérivation, comme les purgatifs, les sudorifiques, etc. Une dernière section, enfin, sera consacrée au traitement des complications qui, comme nous l'avons vu, sont nombreuses; et quelquefois plus graves que le catarrhe lui même.

C. — Traitement du Catarrhe aigu.

Soit qu'il occupe toute l'oreille moyenne, soit qu'il n'attaque qu'une de ses parties, le catarrhe aigu léger et exempt de complications est, en général, facile à guérir. Une diète légère, des bains de pieds irritants, des boissons chaudes et l'inspiration de vapeurs émollientes, au début; plus tard, l'usage de gargarismes, émollients d'abord, puis rendus légèrement astringents par l'addition d'un ou deux grammes d'alun dans chaque tasse de véhicule, ces simples moyens généraux suffisent ordinairement pour obtenir une guérison complète.

Une médication active et énergique doit être opposée, sans retard, à l'invasion du catarrhe intense dont nous avons décrit les caractères, en parlant du diagnostic.

Quel que soit, d'ailleurs, le traitement qu'il adopte dans les cas graves, le médecin aura toujours un double but à remplir. Ce sera d'abord d'enrayer les progrès du mal; et, ce résultat obtenu, de s'attacher à rendre complète la résolution du catarrhe, dont la persistance compromet l'organe de l'audition et entretient la surdité.

Les émissions sanguines, si utiles pour combattre les congestions des organes parenchymateux, tels que le poumon, où les vaisseaux sanguins constituent, pour ainsi dire, la trame organique, sont rarement indiquées dans le traitement des maladies des membranes muqueuses qui, très-étendues en superficie et peu en profondeur, ne contiennent qu'une faible quantité de vaisseaux rouges. Cependant, la constitution pléthorique du sujet, l'afflux du sang vers la tête ou une réaction fébrile très-intense, constituent, dans certains cas, une indication précise pour la saignée ; et il faut recourir à ce moyen, qui alors a pour but de disposer le malade au traitement ultérieur.

A moins de contre-indication bien marquée, j'administre presque toujours un vomitif au début, et je donne la préférence à l'ipécacuanha en poudre. La dose ordinaire, pour les adultes, est de *un* gramme que je fais prendre en quatre prises, de demi-heure en demi-heure. La première dose fait ordinairement vomir, et l'on favorise cette évacuation par les boissons chaudes abondantes ; la seconde provoque encore le plus souvent des vomissements bilieux ; mais les troisième et quatrième sont, sauf de rares exceptions, digérées par l'estomac, et vont porter leur action sur les intestins. La diaphrèse accompagne presque toujours le vomissement, et la sueur continue après que celui-ci a cessé. Le mal de tête, qui avait été aggravé par les efforts du malade, diminue alors, et est remplacé par des coliques, bientôt suivies d'évacuations alvines plus ou moins copieuses.

Cette simple médication suffit quelquefois pour enrayer la marche de la maladie. Lorsque cet heureux résultat a lieu, on en est averti par la diminution rapide de tous les symptômes. A la céphalalgie et à l'agitation, succèdent le calme et le bien-être, et le malade, fatigué par l'insomnie, peut jouir d'un sommeil réparateur. Le pouls tombe et reprend sa régularité, la peau devient moite, et l'aridité des narines et de la gorge, est remplacée par une sécrétion muqueuse abondante qui fait cesser la tension de ces parties.

Si, au lieu de diminuer d'intensité, les symptômes du catarrhe persistent ou s'aggravent, il faut s'attacher à découvrir la cause de cet état. Assez souvent alors, l'affection cérébrale, développée sympathiquement, a acquis un tel degré d'intensité, qu'elle est devenue la maladie principale. Quand il en est ainsi, on le reconnaît à l'augmentation croissante de la céphalalgie, à l'agitation du malade, aux rêvasseries, au délire, aux soubresauts des tendons, aux spasmes, etc., etc., en un mot, à l'appareil des symptômes caractéristiques des affections cérébrales.

Les moyens indiqués contre la nouvelle maladie que l'on a à combattre, les sangsues au siége, les lavements purgatifs, les révulsifs cutanés, les sinapismes promenés sur les extrémités inférieures, etc., ces moyens devront être employés sans retard ; et ce sera souvent à l'intelligence et à la promptitude apportées dans leur administration, que le malade devra de conserver ses jours.

Dans d'autres cas, l'angine qui accompagne le catarrhe de l'oreille moyenne, au lieu de marcher régulièrement vers la guérison, revêt un mauvais caractère et prend l'aspect gangréneux. On doit se hâter alors d'administrer les antiseptiques et les gargarismes détersifs, et si le malade est menacé de tomber dans le collapsus (ce qui est assez commun), on s'attachera à relever ses forces par l'usage d'une médication tonique.

La suppression d'un écoulement sanguin naturel ou accidentel, tel que le flux hémorrhoïdal ou menstruel, dans certains cas, la guérison d'un vieil ulcère ou d'une dartre, dans d'autres, ces diverses circonstances contribuent encore quelquefois à prolonger la maladie. Il faut, comme dans les cas précédents, s'attacher à reconnaître la cause qui empêche la résolution du catarrhe, et la combattre sans retard et avec énergie.

Malgré l'emploi du vomitif, et, bien que l'on ne puisse rattacher la persistance des symptômes à aucune des complications que je viens de signaler, il arrive quelquefois que le catarrhe conserve son intensité. Il convient, dans cette circonstance, de continuer l'administration de l'ipécacuanha, mais à doses réfractées, et d'en prescrire de 25 à 30 centigrammes, toutes les deux heures. Assez souvent, au bout d'un temps très-court, quelquefois même après la première prise du vomitif, une détente générale s'opère, et la maladie marche franchement vers la résolution. Quand, au contraire, le catarrhe et les phénomènes de réaction qui l'accompagnent, conservent leur intensité, on doit continuer l'emploi de l'ipécacuanha, et attendre, de son usage, soit la résolution de la maladie, soit la manifestation de nouveaux symptômes qui appelleront une *médication particulière.*

Quand, à l'aide des moyens qui viennent d'être indiqués, on sera parvenu à arrêter les progrès de la maladie et à la mettre en voie de résolution, (effet qui, comme nous l'avons dit, est marqué par la rémission des douleurs locales et des phénomènes de réaction, ainsi que par l'apparition de l'*hydorrhée*), un nouvel ordre d'agents thérapeutiques sera indiqué. Au lieu de s'adresser, comme la précédente, à l'économie en général, et de n'agir sur l'oreille que par l'intermédiaire des sympathies, la médication nouvelle sera surtout appliquée aux tissus voisins de l'organe auditif.

Les fumigations émollientes dirigées vers le nez et vers la bouche, au début ; les gargarismes légèrement astringents d'abord, puis rendus plus actifs par la suite, les sternutatoires, et enfin les fumigations résineuses pour compléter la cure, tels seront les divers agents résolutifs que l'on mettra en œuvre.

L'appareil connu sous le nom *d'appareil Richard,* ou celui de *Gannal,* sont ceux auxquels je donne la préférence pour l'administration des vapeurs médicamenteuses. Ils sont, comme on sait, composés, l'un et l'autre, d'un flacon à double tubulure, dont l'une porte un tuyau de verre destiné à conduire la vapeur au nez ou à la bouche, tandis que l'autre sert pour l'introduction du liquide médicamenteux que l'on veut vaporiser. Ce flacon est placé dans une caisse de fer-blanc, où il baigne dans l'eau chauffée par une lampe à esprit-de-vin, ce qui permet de continuer la fumigation aussi longtemps que l'on désire. Celle-ci devra durer vingt à vingt-cinq minutes d'abord, puis une demi-heure, trois quarts d'heure, et enfin une heure. On emploiera des fleurs de mauve ou de guimauve pour les premières, puis de lavande, de thym et d'autres espèces aromatiques pour les suivantes ; et l'on pourra continuer, avec avantage, pendant six à huit jours l'administration de ces vapeurs.

Les gargarismes seront composés d'eau d'orge miellée, tenant en dissolution de *un* à *quatre* grammes de sulfate d'alumine, pour 200 grammes de liquide. En commençant par la dose d'alun la plus faible, on peut sans danger arriver jusqu'à la plus forte, en quatre ou cinq jours ; mais il y aurait plus d'un inconvénient à dépasser cette porportion, ou à trop insister sur l'emploi de ce moyen ; car l'usage des gargarismes prescrits, d'après la méthode de Bennati, a produit, à ma connaissance, chez plusieurs malades, la perte du goût et même celle de l'odorat.

Les errhins, en déterminant un afflux de liquides à la surface de la membrane pituitaire, et en changeant le mode vicieux de sécrétion de cette partie, secondent l'action des gargarismes astringents. Les poudres de muguet, d'asarum, de bétoine, le sucre candi et la poudre de Saint-Ange, sont les sternutatoires que l'on emploie communément à cet effet.

Plus tard, en parlant du traitement du catarrhe chronique, j'indiquerai la dose et le mode d'administration des fumigations résineuses qui, comme je l'ai dit, seront souvent indiquées pour compléter la cure.

Il convient, pendant que l'on poursuit cette médication, d'insister sur la prescription des pédiluves irritants, et sur l'usage des purgatifs destinés à entretenir une dérivation permanente à la surface du tube intestinal; et, quel que soit le résultat du traitement, il est de la plus haute importance de ne point l'abandonner avant que la guérison soit complète.

Parmi les complications qui s'opposent à la résolution du catarrhe, une des plus fréquentes et en même temps des plus graves, est l'accumulation de mucus dans les cavités de l'oreille moyenne, qui a été désignée par les anciens auteurs sous le nom d'*abcès de la caisse du tympan*.

Alard, Itard, et la plupart des auristes, ont conseillé et pratiqué, dans ce cas, la perforation de la membrane du tympan, pour donner issue au liquide dont la présence dans la caisse détermine, comme nous l'avons vu, un sentiment de tension et des douleurs déchirantes. Le but des auteurs que je viens de citer était de soustraire le malade à un danger sérieux, au prix d'une infirmité durable, celle qui résulte de l'ouverture de la cloison de la caisse. Ce moyen, rationnel avant que le cathétérisme de la trompe d'Eustache fût connu, a cessé de l'être depuis. La voie d'excrétion du mucus est bouchée, il s'agit de la rouvrir; et, dans les cas nombreux où ce résultat peut être atteint, le chirurgien ne serait pas plus autorisé à ouvrir la membrane du tympan, qu'il ne le serait, dans une rétention d'urine, à ponctionner la vessie, lorsque l'urèthre peut être sondé et servir à livrer passage au liquide.

Le cathétérisme de la trompe d'Eustache est indiqué alors. On devra, pour le pratiquer, employer une bougie très-fine, et n'agir qu'avec la plus grande douceur, en raison du gonflement et de la sensibilité morbide des tissus sur lesquels porte l'action de l'instrument. La douche d'air qui a été conseillée pourrait déterminer instantanément l'accident que l'on veut prévenir. Il faut, au contraire, si le mucus ne sort pas par la voie que lui a ouverte la bougie, aspirer fortement le liquide accumulé, au moyen d'une pompe aspirante, ou simplement avec le soufflet à injection, dont on aura préalablement chassé l'air, et qui, adapté au pavillon de la bougie, tend à se remplir par le retrait de ses parois, en déterminant une forte succion. On a encore proposé de faire éternuer le malade, pour provoquer ainsi l'écoulement du mucus ; mais il est évident que le mouvement brusque, produit par cet acte, expose à une rupture presque certaine de la membrane du tympan, comme on en voit du reste des exemples dans les auteurs.

La tuméfaction de la gorge qui, restreinte dans de justes limites, ne peut être considérée comme une complication du catarrhe de l'oreille moyenne, est quelquefois portée au point de mettre les jours du malade en danger. Il faut alors insister sur l'emploi des moyens généraux de traitement indiqués déjà, scarifier les amygdales, et même les réséquer, s'il y a menace de suffocation.

D. — Traitement du Catarrhe chronique.

La médication *médiate*, qui tient le premier rang dans le traitement du catarrhe aigu, n'occupe plus que la seconde place dans celui du catarrhe chronique; et il est aisé de se rendre compte de ce fait.

Le médecin n'est guère appelé, dans le premier cas, que quand la maladie est très-intense ; et ce qui en constitue toute la gravité, c'est, comme nous l'avons vu, la réaction fébrile, le développement des sympathies morbides. La principale indication qui se présente alors, consiste à arrêter le jeu des sympathies..., et, c'est à l'aide des moyens généraux de traitement que l'on obtient ce résultat.

Dans les cas graves de catarrhe aigu, comme dans ceux, d'ailleurs, où la maladie n'offre qu'une moyenne intensité, la cause déterminante est connue ; elle est, pour ainsi dire, présente; c'est à elle qu'il faut s'attaquer. C'est en rappelant la transpiration arrêtée, l'écoulement menstruel supprimé, etc..., que l'on guérira le catarrhe de l'oreille ; et c'est, par une médication générale, que ce résultat sera obtenu.

Dans le catarrhe chronique, au contraire, la cause déterminante reste souvent inconnue, et dans le cas où l'on peut la découvrir, le plus ordinairement son action est épuisée ; tout le *molimen* morbide s'est concentré sur l'oreille, et l'organe, ou l'appareil d'organes dont la lésion de fonctions a été la cause déterminante de la maladie locale, a le plus souvent repris son action normale.

C'est donc principalement à l'organe auditif, dont la lésion persistante entretient la surdité, qu'il faut s'adresser dans les traitements du catarrhe chronique. Et, c'est par la *médication immédiate* de l'oreille que nous allons commencer l'exposé de ce traitement.

Médication immédiate.

Bien qu'un grand nombre de chirurgiens d'un mérite incontestable se soient occupés de la médication de l'oreille moyenne, et aient recherché, avec soin, les meilleurs procédés opératoires pour parvenir dans cette cavité ; bien que l'on ait essayé contre les surdités la plupart des remèdes, sous toutes les formes, c'est à peine si, aujourd'hui, on commence à s'entendre sur la meilleure voie à suivre pour cette médication. L'on est même encore loin d'être d'accord sur la forme qu'il convient de donner aux médicaments destinés directement à cette partie.

Trois voies ont été successivement tentées, pour porter les agents thérapeutiques dans les cavités de l'oreille moyenne. De même, trois espèces d'agents thérapeutiques y ont été introduits tour à tour : des liquides, des vapeurs et des gaz.

Valsalva, comme on sait, indiqua, le premier, la communication des cellules mastoïdiennes avec la caisse du tympan, et Riolan, Roëlfing et Hagstræm proposèrent la perforation de ces cellules pour guérir la surdité. Jasser d'abord, Fiedlitz et Læfler ensuite, la pratiquèrent, et poussèrent, à travers l'ouverture qu'ils venaient de faire, des liquides qui revinrent par le nez et par la bouche. Mais la mort du docteur Berger, médecin du roi de Danemarck, qui succomba à cette opération pratiquée, en 1791, par Cléland, y fit renoncer pour toujours.

La perforation de la membrane du tympan offrit à la médication de l'oreille moyenne une voie nouvelle dont on espéra les plus beaux résultats. Cheselden la pratiqua le premier; mais, bientôt, elle tomba dans un abandon presque complet, dont elle ne fut tirée qu'au commencement de ce siècle, par les efforts de Cooper, Hymly, Maunoir, Fabrizi de Modène, Saissy, Itard, etc. Ces deux derniers auteurs suivirent cette voie, pour injecter des liquides médicamenteux dans la caisse; et, de nos jours encore, plusieurs médecins imitent ces grands maîtres.

Cette manière de procéder, cependant, n'est guère

moins irrationnelle que la précédente ; et, une grande partie des reproches adressés à la perforation des cellules mastoïdiennes, lui est applicable. D'abord, la perforation de la membrane du tympan n'est pas sans dangers ; le premier inconvénient qui résulte de cette opération, c'est l'introduction brusque de l'air froid dans une cavité dont les tissus délicats ne reçoivent, dans l'état normal, d'autre contact que celui d'un air échauffé par son passage dans les sinuosités des fosses nasales et de la gorge. Des otalgies, des otites, et même des maladies du tissu osseux ont succédé, dans plus d'un cas, à l'opération qui vient d'être indiquée.

La nécessité d'agir avec un instrument dont la pointe est hors de la portée visuelle, et, par suite, le danger de pénétrer plus avant que l'on ne se proposait, tel est un autre inconvénient, dont l'expérience a constaté, plusieurs fois, la réalité.

Quand, d'ailleurs, on pratique dans la cloison du tympan une voie destinée au passage des médicaments, on se propose de la maintenir ouverte ; et le résultat constant, nécessaire, de la perforation de la membrane tympanique, c'est la diminution de l'ouïe. Dans ce cas, l'opérateur produit une lésion qui, chez l'homme sain, déterminerait la dysécie, et qui, chez le sourd, ajoute encore au degré d'infirmité dont il était atteint.

Ceux qui se livrent à la « perforation aventureuse de la membrane du tympan, » devraient pourtant se souvenir de cette terrible vérité : « Une *simple pi-*

qûre est quelquefois une porte ouverte à la mort (1) ; » et, les exemples nombreux de cette fâcheuse issue que, pour ma part, j'ai vue arriver deux fois dans un espace de temps assez court, ces exemples devraient les rendre plus circonspects !...

L'observation d'Acrel, relativement à la perforation de l'apophyse mastoïde, est en tout point applicable ici. Cet auteur a fait remarquer, avec raison, que les injections pratiquées dans un trajet fistuleux, spontanément ouvert pour débarrasser l'économie de matières nuisibles, étaient ordinairement sans danger, tandis que celles qui avaient lieu par une route artificielle, étaient presque toujours suivies d'accidents. Quand, pour injecter les médicaments, on peut profiter d'une ouverture fistuleuse de la cloison, on a encore plus d'un inconvénient à redouter, surtout celui qui résulte de la nature des injections qu'on y emploie. Bientôt, je reviendrai sur ce point.

La voie naturelle ouverte pour le traitement immédiat de la caisse, c'est la trompe d'Eustache. On sait que ce fut un homme étranger à la médecine qui, le premier, sonda ce conduit, pour se guérir d'une surdité dont il était atteint depuis longtemps. L'Académie royale de médecine, appelée, en 1724, à se prononcer sur la valeur thérapeutique de cette invention, la jugea utile pour le traitement des surdités légères, et « propre à laver au moins l'orifice

(1) *Manuel pratique des Maladies des Yeux,* d'après les leçons du professeur Velpeau, par le docteur Janselme. Paris, 1840; in-18.

de la trompe d'Eustache. » Une sonde métallique à courbure simple, destinée à être introduite par la bouche, servit aux premiers essais ; mais bientôt Clé-land, A. Petit et Douglas perfectionnèrent la sonde et l'introduisirent par le nez. Proscrit ensuite, comme inapplicable au vivant, par Bell et par A. Portal, le cathétérisme de la trompe d'Eustache triompha enfin de toutes les difficultés, grâce aux efforts de Cooper, de Maunoir, d'Itard, de Saissy, etc.; et, aujourd'hui, il ne serait plus permis de suivre une autre voie, pour porter des médicaments dans *la cavité* du tympan.

Le cathétérisme de la trompe d'Eustache, qui fournit des éléments au diagnostic dans plusieurs cas, et qui rend de si grands services dans le traitement du catarrhe chronique, joue un rôle trop important, pour que je puisse me dispenser d'en parler ici, avec quelque détail.

On trouve, dans tous les traités modernes de médecine opératoire, les règles du cathétérisme du conduit guttural de l'oreille. Je me bornerais à y renvoyer, si je ne tenais à signaler plusieurs particularités que l'on rencontre dans la pratique, et qui obligent à modifier les règles ordinaires de l'opération.

Chez certains sujets, l'étroitesse des fosses nasales est telle, qu'il est impossible d'y introduire la plus petite bougie. Cette étroitesse qui tient, soit à un boursoufflement considérable de la membrane pituitaire, soit à la présence de polypes, constitue une complication fâcheuse du catarrhe de l'oreille. Il faut, avant tout, la combattre par les moyens appropriés qui sont, selon la nature et l'espèce de la maladie, la cautérisation de la membrane tuméfiée, l'arrachement des polypes, leur ligature, etc.

Il est bien plus fréquent de rencontrer cette étroitesse bornée à un seul côté; et alors, elle tient encore, soit à une des causes qui viennent d'être indiquées, soit (ce qui est beaucoup plus commun) à une déviation de la cloison des fosses nasales. Si cette déviation est considérable, le côté du nez qui y correspond est bouché, et ne peut livrer passage au cathéter. Il ne reste plus alors à l'opérateur qu'un moyen, pour pénétrer dans la trompe d'Eustache : c'est d'introduire le cathéter par la narine gauche, pour sonder le conduit guttural droit, ou de faire pénétrer l'instrument par la narine droite, pour sonder la trompe d'Eustache gauche, selon le côté où siége la déviation de la cloison nasale.

Au lieu de n'être courbée que quelques millimètres avant sa pointe, et d'offrir un angle de 45°, la bougie destinée à l'opération, dans ce cas, aura une large courbure, et présentera un angle de 90°. Bien qu'il ne soit pas entouré de difficultés insurmontables, le cathétérisme est pourtant alors d'une exécution plus difficile que dans les cas ordinaires. La bougie doit être surtout conduite avec beaucoup de vitesse et de précision, pour éviter les mouvements convulsifs du pharynx, dans le second temps de l'opération, lorsque l'instrument contourne la face postérieure de la luette et du voile du palais.

J'ai donné des soins, l'été dernier, à une dame atteinte d'une surdité catarrhale double qui datait de plusieurs années. La déviation de la cloison des fosses nasales, à gauche, avait fait abandonner le traitement local de ce côté. On avait sondé la trompe d'Eustache droite seule, et le résultat de l'opération avait été une amélioration de l'ouïe qui dura quelques mois. J'ai sondé le conduit guttural gauche, par la narine droite, et j'ai obtenu, de cette opération, de meilleurs résultats que de celle que je pratiquai sur l'oreille droite. Je compte reprendre le traitement, lorsque les occupations de la malade lui permettront de revenir à mes consultations.

La sensibilité morbide des tissus de la gorge qui ne peuvent supporter la présence de la bougie, et les mouvements convulsifs du gosier qui en sont la suite, augmentent plus souvent encore que les lésions des fosses nasales les difficultés du cathétérisme. Dans ce cas, comme dans celui de sensibilité exaltée de l'urètre, le meilleur agent thérapeutique est la bougie elle-même, que l'on maintient engagée dans le conduit, un peu plus longtemps chaque jour jusqu'à ce que les tissus s'habituent à son contact, ce que j'ai toujours vu arriver, pour peu que l'on y mît de persévérance.

L'indocilité du malade vient encore augmenter souvent les difficultés du cathétérisme ; mais cette circonstance n'est pas propre seulement à l'opération du cathétérisme, et elle rentre, par conséquent, dans les complications des opérations en général. Je dois dire néanmoins, que je suis toujours jusqu'ici, parvenu à vaincre cette répugnance, même chez les enfants, quand j'ai pu pratiquer le cathétérisme, en leur présence, sur d'autres enfants de leur âge. L'exemple est le seul argument que les petits sourds comprennent dans ce cas; mais ils le comprennent.

Il ne suffit pas, pour le traitement immédiat de l'oreille moyenne, d'avoir trouvé la voie que doivent suivre les médicaments; il faut encore que ces agents soient appropriés, dans leur forme et par leurs qualités thérapeutiques, à l'organe auquel ils sont destinés, et à la nature de la maladie qu'ils sont appelés à guérir.

La sensibilité excessive des tissus de l'oreille moyenne, que j'ai eu si souvent occasion de signaler, la profondeur de la cavité et la difficulté d'y faire parvenir les médicaments, toutes ces circonstances concourent à donner au choix du véhicule une importance presque égale à celle du médicament lui-même.

Trois sortes de véhicules, comme je l'ai déjà dit, ont été employés dans le traitement immédiat de l'oreille moyenne; ce sont les liquides, les vapeurs et les gaz.

Ce fut en injectant de l'eau dans les cellules mastoïdiennes que Valsalva découvrit la communication de ces cavités avec la caisse du tympan; et Jasser, Cheselden et les autres chirurgiens qui adoptèrent cette voie, s'en servirent pour pousser dans l'oreille moyenne, soit de l'eau pure, comme Hagstræm, soit le même liquide chargé de principes mercuriels, comme Baratte, soit une dissolution de myrrhe, comme Jasser, etc., etc.

Saissy le premier injecta, à Lyon, par la trompe d'Eustache, des liquides médicamenteux dans les cavités du tympan (1811). A la même époque, Itard, à Paris, rendait compte à l'Institut (1) d'un succès qu'il venait d'obtenir sur un sourd-muet, par l'injection de liquides dans la caisse, combinée avec la perforation de la membrane du tympan. L'eau éthérée et les eaux sulfureuses de Barréges et de Balaruc furent les premiers médicaments qu'employèrent les auteurs que je viens de citer.

Des encouragements furent décernés à Itard, par la société savante à laquelle il avait adressé son rapport. « Mais, dit-il, j'eus le chagrin de ne pouvoir les justifier par des succès ultérieurs (2). » Saissy, de son côté, parut obtenir d'abord des succès; mais bientôt arrivèrent, coup sur coup, des accidents graves : la déchirure de la membrane du tympan, la rupture de la chaîne des osselets, des céphalalgies, des syncopes, et d'autres symptômes nerveux et inflammatoires redoutables. Plusieurs malades virent augmenter leur surdité; et d'autres, plus malheureux encore, succombèrent aux suites de ces manœuvres qui, depuis, ont perdu justement tout crédit.

Saissy et le docteur Deleau disent avoir employé

(1) *Moniteur* des 30 octobre et 13 novembre 1811.

(2) Itard, ouvrage cité, t. 2, p. 130.

les médicaments à l'état de vapeur, dans le traitement des surdités par cause interne ; mais il ne paraît pas qu'ils aient eu à s'en louer beaucoup, puisque le premier a continué ses injections liquides, et le second ses douches d'air. Ces praticiens n'ont pas, d'ailleurs, indiqué les procédés qu'ils ont suivis pour leurs opérations. Itard qui, de son côté, a essayé l'emploi des vapeurs, décrit ainsi son procédé : « Les vaporisations d'éther exigent une autre méthode, et ne peuvent se faire qu'à l'aide de la sonde. On la fixe dans le nez comme pour les injections ; alors, au lieu d'une seringue, on a une longue fiole de la contenance d'un verre de liquide ; son goulot est terminé par un tube de cuivre, muni d'un robinet, et qui s'adapte exactement à l'orifice de la sonde. On met dans ce flacon quinze grammes d'éther acétique ; la fiole étant bien bouchée au moyen du robinet, on la plonge pendant une minute dans l'eau chaude, on l'en retire pour l'ajuster à la sonde, et l'on se hâte d'ouvrir le robinet. La vapeur éthérée s'échappe, en sifflant, par le conduit de la sonde, et pénètre dans l'oreille interne, etc. (1) ; on recommence la même opération, jusqu'à ce que les quinze grammes d'éther soient épuisés. » C'est surtout dans les cophoses nerveuses et dans la paralysie commençante du nerf auditif, que l'auteur que je viens de citer employait ce mode d'administration médicamenteuse.

(1) Itard, ouvrage cité, t. 2, p. 144.

Il n'est pas difficile de reconnaître au mode d'administration des vapeurs que je viens d'indiquer, une foule d'inconvénients et de dangers. L'éther, momentanément vaporisé par la chaleur, doit se condenser et reprendre, au moins en grande partie, la forme liquide qui lui est habituelle, en passant à travers la sonde, dont la température n'est plus au niveau de celle du bain-marie. L'impulsion de l'air, poussé du soufflet à travers la trompe d'Eustache par une pression modérée, a plusieurs fois déchiré la membrane du tympan, comme le docteur Deleau en rapporte des exemples. Ici « la vapeur sort en sifflant, » et, par sa brusque entrée dans les cavités du tympan, elle produit une tension dont on ne peut ni calculer ni modérer l'aveugle puissance. Il y a donc, en même temps, danger de déchirer la membrane du tympan, impossibilité d'apprécier la dose du médicament introduit dans l'organe auditif, et enfin, emploi d'un agent thérapeutique qui n'est pas approprié à la curation du catarrhe. Chacun de ces inconvénients suffirait pour rendre très-circonspect dans l'emploi du moyen conseillé par Itard; leur réunion doit le faire rejeter absolument.

Tous les inconvénients des vaporisations éthérées se retrouvent, plus nombreux et plus graves encore, dans l'administration des vapeurs aqueuses, soit simples, soit chargées de principes médicamenteux. L'eau, en effet, ne commence à fournir une certaine quantité de vapeurs que lorsqu'elle entre en ébullition. Pour conserver leurs propriétés, ces vapeurs doivent rester dans un milieu de même température que celui où elles se sont formées. En passant dans un milieu plus froid, elles se condensent aussitôt, et cette condensation s'opère d'autant plus vite que les tuyaux de conduite qui lui sont ouverts offrent un plus petit calibre. Aussi MM. Gannal, Cottereau, Richard, etc., recommandent-ils de se servir, pour l'inspiration des vapeurs, de tubes de verre d'un grand diamètre. Cependant, malgré cette précaution, et bien qu'il emploient un des corps les plus mauvais conducteurs du calorique, le verre ; qu'ils donnent au tube une grande longueur, et qu'ils recommandent au malade d'inspirer fortement la vapeur ; malgré toutes ces précautions, il arrive encore souvent que le verre s'échauffe assez pour nécessiter l'usage d'un nouveau conducteur, au bout d'un temps très-court. Les tubes formés de tissus, tels que les sondes de gomme élastique, favorisent encore la condensation des vapeurs, ainsi que je m'en suis assuré par une foule d'expériences qui m'ont forcé d'abandonner des recherches que j'avais poursuivies, avec activité, pendant plusieurs mois.

Il ressort bien évidemment des explications dans lesquelles je viens d'entrer, que des inconvénients et des dangers réels sont attachés, d'une part, à l'emploi des vapeurs spiritueuses qui, d'ailleurs, ne peuvent convenir à la curation des catarrhes ; et, de l'autre, il ressort avec plus d'évidence encore que les vapeurs aqueuses, outre les dangers inhérents aux sublimations spiritueuses, joignent ceux qui résultent d'une température assez élevée pour désorganiser les tissus avec lesquels on les mettrait en contact. Le raisonnement et l'expérience se réunissent donc contre l'emploi de ces moyens.

L'idée de faire pénétrer des gaz dans l'oreille moyenne, soit simplement pour déboucher le conduit guttural, soit pour porter des médicaments dans la caisse, cette pensée n'est pas nouvelle, comme quelques personnes ont paru le croire. Un médecin, dont on trouve le travail dans la collection des thèses de Haller, a conseillé, il y a plus d'un siècle (année 1742), l'emploi des vapeurs d'hydromel ou d'autres liqueurs résolutives chez les sourds. Le moyen d'administration qu'il prescrit consiste à remplir la bouche du malade des vapeurs que nous venons de nommer, et à lui recommander une forte expiration, la bouche et le nez étant fermés.

Itard, qui de son côté prescrivait dans le même but les fumigations de tabac, de rue, de trèfle d'eau, de café, etc., recommandait de « placer dans le tuyau d'une pipe celle de ces substances qu'on veut employer en fumigation, de l'allumer et d'en faire aspirer la fumée à la manière des fumeurs. »

« Quand la bouche en est pleine, on recommande au malade de fermer les lèvres et de pincer le nez, et d'exécuter aussitôt une longue et forte expiration ; par ce moyen, la fumée, refoulée dans le nez, enfile la trompe d'Eustache et se répand dans l'oreille interne, où elle fait éprouver une légère cuisson (1). »

(1) Itard, ouvrage cité, t. 2, p. 144.

Saissy paraît aussi avoir recouru aux fumigations, et il relate même un succès obtenu par des injections de gaz sulfureux dans la caisse du tympan : mais cette observation est tellement extraordinaire, que, ne pouvant suspecter la bonne foi et la loyauté si bien connues de ce savant, on est forcé de conclure que le fait a été mal observé. Il s'agit, en effet, d'un sourd-muet de vingt-un ans, qui, après avoir reçu des douches de gaz sulfureux dans l'oreille moyenne, entendit tout à coup, au milieu de la nuit, les cris et les chants d'allégresse qui célébraient le retour des Bourbons !... et, de plus, le muet parla !... (1)

Un reproche commun aux divers modes de fumigation qui viennent d'être indiqués, et qui fut adressé par Leschevin (2) aux vapeurs d'hydromel, c'est de faire porter l'action du médicament également sur les deux oreilles, tandis que l'une d'elles a conservé souvent son intégrité. Un reproche plus sérieux que j'adresse à ce procédé fumigatoire, c'est d'abord

(1) Qui ne sait aujourd'hui qu'il faut une éducation longue et difficile pour apprendre à voir à l'aveugle-né rendu clairvoyant par l'opération de la cataracte ? Et qui ignore que la restitution de la parole exige deux éducations distinctes, et également longues et difficiles, celle de l'ouïe et celle de la voix modulée ? Le travail nécessité par ces deux enseignements n'est pas celui d'un jour, et il devient plus difficile, à mesure que l'on s'éloigne davantage de l'enfance, de telle sorte que certains auteurs ont nié la possibilité d'enseigner la parole à un sourd-muet adulte que l'on parviendrait à guérir de sa surdité.

(2) *Mémoire sur la théorie des maladies de l'oreille et sur les moyens que la chirurgie peut employer pour leur curation.* (*Mémoires de l'Académie royale de chirurgie*, t. IV, 1778.)

de faire porter le plus souvent l'action médicamenteuse sur l'oreille saine, tandis que l'oreille malade ne reçoit rien, et ensuite de rester ordinairement inutile, quand les deux organes sont malades en même temps. Une des premières conditions, en effet, pour l'intégrité des fonctions de l'oreille, c'est la liberté complète du conduit auditif interne, dans lequel circule incessamment l'air, de l'ouverture pharyngienne de la trompe d'Eustache à la caisse, et *vice versâ*. Or, avec une disposition semblable, le passage des gaz, de la gorge dans la cavité du tympan, est toujours assuré dans l'état de santé, tandis que, dans la plupart des surdités pour lesquelles on prescrit les fumigations, le calibre du conduit guttural est, ou très-rétréci, ou même complétement oblitéré.

Les réfutations dans lesquelles je viens d'entrer s'adressent, comme on a pu le remarquer, exclusivement au mode d'administration du médicament. Quant à la forme gazeuse qui lui est donnée, c'est évidemment la seule appropriée à la sensibilité des tissus profonds de l'oreille ; et, après les dangers que nous avons reconnus à l'administration des médicaments liquides et des vapeurs, il ne saurait être rationnel de persister dans leur emploi.

C'est dans le but d'éviter les inconvénients des injections liquides, et de faire parvenir directement à l'oreille moyenne les agents thérapeutiques appropriés à son mode de vitalité, que le docteur Deleau proposa, il y a une vingtaine d'années, d'associer les injections gazeuses au cathétérisme, dans le traitement des surdités par cause interne. A l'appui de son innovation, le docteur Deleau cita, comme on sait, plusieurs succès, et entre autres la guérison de quelques sourds-muets. S'élevant ensuite, avec force, contre les méthodes de traitement suivies jusqu'alors, il signala les inconvénients des algalies métalliques, et s'étendit sur les dangers qui résultent des injections liquides dans les cavités de l'oreille moyenne.

Tout le monde se souvient des discussions que ces travaux soulevèrent dans l'Académie. Itard surtout, dont la méthode avait été si fortement attaquée, y prit une large part; et « jamais, dit l'auteur de son éloge historique (1), deux auteurs ne furent plus opposés et plus fermes dans leurs doctrines. » Il ne peut entrer dans notre dessein de recommencer une discussion depuis longtemps éteinte, mais nous avons dû citer ces faits, pour pouvoir les apprécier en connaissance de cause.

En indiquant le seul procédé opératoire rationnel pour transporter les médicaments dans l'oreille moyenne, le docteur Deleau a rendu à la thérapeutique auriculaire un service qu'il serait injuste de méconnaître; mais aussi, il faut le dire, l'esprit d'enthousiasme a singulièrement exagéré les avantages de la douche d'air, et ce n'était pas sans motifs

(1) Le docteur Bousquet, membre de l'Académie royale de médecine (*Mémoires de l'Académie royale de médecine*. Paris, 1840, t. VIII, pag. 1 et suiv.).

que le docteur Itard répétait souvent que « Dieu seul peut, d'un souffle, rendre l'ouïe à l'homme.

Pour apprécier à sa juste valeur le procédé thérapeutique du docteur Deleau, nous devrons faire observer, d'abord, que l'air atmosphérique ne peut, dans aucun cas, être considéré comme un médicament, et que les guérisons nombreuses et irrécusables, consignées dans les travaux de cet auteur, doivent être rapportées à une tout autre cause qu'à celle qu'il leur assigne. En substituant aux sondes métalliques, généralement employées avant lui, les bougies flexibles de gomme élastique que l'on peut faire pénétrer jusqu'à dix et quinze millimètres de profondeur dans la trompe d'Eustache, le docteur Deleau dut, en effet, obtenir des succès dans la surdité par rétrécissement de ce conduit ; mais pour ces succès, la douche d'air n'y contribua en rien ; car, dans les cas qui viennent d'être signalés, il suffit, pour améliorer l'ouïe, de restituer au conduit guttural rétréci son calibre normal. Or, la bougie remplit cet office par la dilatation qu'elle exerce sur les parois tuméfiées de la trompe ; et elle le remplit, indépendamment de la douche d'air.

Mais, si l'air n'est pas, par lui-même, un médicament, il est au moins le meilleur et même le seul véhicule rationnel des médicaments destinés à l'oreille moyenne. Pour donner aux injections gazeuses toute la valeur qu'elles sont susceptibles d'acquérir, il ne s'agit que de réduire à un état de division assez considérable, pour que l'air sec puisse leur servir de menstrue, les médicaments les plus appropriés à la curation du catarrhe de la cavité du tympan.

Les résineux et les balsamiques, employés avec tant de succès, sous toutes les formes, dans le traitement des anciens catarrhes, sont encore les médicaments qui conviennent le mieux dans la dernière période du catarrhe aigu, et dans le traitement du catarrhe chronique de l'oreille moyenne.

Plusieurs praticiens ont, comme nous l'avons vu, essayé de mettre à profit les propriétés curatives de ces substances ; mais les modes vicieux de gazéification et d'administration du médicament qu'ils avaient adoptés, n'ont pu permettre de juger la valeur thérapeutique du moyen. Le procédé indiqué par Leschevin pour la vaporisation des substances médicamenteuses, et qui consiste à les projeter sur des charbons enflammés, ceux de Sanchez, Rapou, Itard, etc., qui les répandaient sur une plaque de fer rougie au feu, aucun de ces moyens n'est à l'abri de graves inconvénients, dont les principaux sont la carbonisation presque immédiate du médicament, et l'extrême difficulté d'en recueillir les produits.

Pour éviter les inconvénients que je viens de signaler, d'une part ; et, de l'autre, pour utiliser les avantages du procédé du docteur Deleau, j'ai, après beaucoup d'essais, adopté le procédé suivant pour la gazéification et l'administration des résines et des baumes.

Un ballon de verre tubulé, contenant une certaine quantité de sable, constitue la première pièce de l'appareil dont je me sers ; la seconde est formée par une tige métallique verticale sur laquelle est fixée, au moyen d'une vis, une autre tige horizontale et mobile destinée à porter le ballon. Un plateau, sur lequel est plantée la tige, soutient en même temps une lampe à esprit-de-vin placée sous le bain de sable qu'elle doit chauffer. Pour procéder à l'expérience, il suffit d'allumer la lampe et d'en rapprocher suffisamment la cornue. Au bout de quelques instants, on projette, par la tubulure, le médicament destiné à l'expérience. Celui-ci, dont la dose varie selon l'activité qu'il possède, et aussi selon l'effet que l'on veut obtenir, entre bientôt en fusion et l'air, chargé de particules médicamenteuses, sort du ballon imprégné de l'odeur propre au corps soumis à l'action dissolvante du calorique. Peu chargé d'abord, le gaz se sature de plus en plus, à mesure que l'expérience marche, jusqu'à ce qu'enfin la somme des principes susceptibles de volatilisation soit épuisée. Bien qu'il me reste encore plusieurs substances à expérimenter, et d'autres sur la valeur thérapeutique desquelles, je n'ai pas encore de données suffisantes pour me prononcer, voici cependant la liste des médicaments qui m'ont rendu des services dans le traitement du catarrhe de l'oreille. Je crois, dès aujourd'hui, pouvoir les ranger, eu égard à leur activité thérapeutique en commençant par les plus faibles, dans l'ordre suivant: le benjoin, l'encens, le baume de Judée, celui du Canada, celui du Pérou, la myrrhe, le goudron, et enfin les résines animé et élémi (1).

Le gaz médicamenteux, obtenu comme je viens de le dire, me sert pour remplir deux indications. D'abord, je le substitue à l'air simple employé par le docteur Deleau, pour les injections de l'oreille moyenne. Ensuite je le prescris en fumigations de la gorge et des fosses nasales, lorsque les tissus de ces cavités participent à l'engorgement catarrhal de la caisse, ce qui est le cas le plus ordinaire.

Pour remplir la première indication, je projette dans la cornue la substance que je veux administrer. Bientôt, sous l'influence de la chaleur, la résine fond et commence à se volatiliser. J'introduis alors, dans la tubulure du ballon, l'extrémité ouverte du soufflet de caoutchouc que l'on emploie pour les douches d'air simple. Ce soufflet, que j'ai d'abord vidé par la pression, ne tarde pas à se remplir du gaz contenu dans la cloche, par le fait du retour de ses parois momentanément affaissées. Adaptant alors son extrémité au pavillon de la bougie, préalablement engagée dans la trompe d'Eustache, je pousse le gaz médicamenteux dans la cavité du tympan, qui se trouve aussitôt remplie.

(1) Depuis la publication de ce mémoire, j'ai employé avec succès, en fumigations, les huiles essentielles de Thym, de Lavande et de Romarin. Rien n'est plus simple que l'administration de ces médicaments. On emploie le même appareil que pour la gazéification des résines; et l'on projette, par la tubulure du ballon dix à quinze gouttes d'huile essentielle, qui se volatilise aussitôt, et que l'on recueille, comme les

La première injection ne produit pas, ordinairement, d'autre effet que la douche d'air simple; mais la seconde, et surtout les autres, sont suivies de chatouillements et de démangeaisons qui, quelquefois, se propagent jusque dans le conduit auditif externe, où le malade porte le doigt, comme pour se débarrasser d'un corps étranger. Le picotement qui, dans quelques cas, cesse en même temps que les injections, persiste, dans d'autres, une, deux, ou même plusieurs heures. J'ai toujours trouvé cette prolongation du chatouillement de bon augure. Je n'ai jamais, jusqu'ici, administré moins de deux douches d'air médicamenteux dans une séance; c'est même la dose par où je commence ordinairement chaque traitement; et je ne suis pas allé, non plus, au delà de huit.

La quantité de résine que je consacre à chaque fumigation varie, de 25 à 30 centigrammes de benjoin, et de 10 à 20 de résine animé; et un peu plus ou un peu moins des autres substances, selon le rang qu'elles occupent dans la liste. Le résultat immédiat, le plus ordinaire, de chaque insufflation médicamenteuse c'est, comme après la douche d'air atmosphérique, une diminution de l'ouïe; mais cette diminution n'est que passagère; et, une heure après, la fonction a recouvré, au moins, sa force, et, plus souvent, elle a gagné. Dans les traitements heureux que j'ai dirigés, le bénéfice obtenu

gaz résineux, dans un soufflet de caoutchouc, pour les injecter dans l'oreille moyenne.

après chaque séance a été constamment le même chez quelques malades ; chez d'autres, ce bénéfice, nul ou même négatif pour la première et même pour la seconde administration gazeuse, est devenu très-notable, pour chacune des séances suivantes. Dans un cas, entre autres, ce bénéfice a été tel, que le malade qui, en commençant l'usage des douches médicamenteuses, n'entendait qu'à deux centimètres de l'oreille gauche le battement d'une montre ordinaire, put entendre, dès la troisième séance, le battement de la même montre éloignée de trente centimètres. Ce succès me semble d'autant plus remarquable, que le malade qui fait l'objet de cette observation avait été soumis, sans résultats favorables, à l'action du cathétérisme de la trompe et de la douche d'air atmosphérique. Dans les traitements de catarrhe de la caisse du tympan que j'ai dirigés, en employant le cathétérisme, soit simple, soit secondé d'injections d'air, je n'ai jamais gagné, dans les cas les plus favorables, plus de deux centimètres d'audition à chaque séance.

L'appareil qui me sert pour dégager l'air médicamenteux destiné aux douches de l'oreille moyenne, convient encore pour vaporiser les substances qui seront dirigées vers la gorge ou dans les fosses nasales. La seule différence consiste dans l'addition d'un tuyau de verre recourbé, adapté par une extrémité à la tubulure de la cornue, au moyen d'un bouchon, et terminé, à l'autre, par un évasement approprié à la forme de la bouche ou à celle du nez. La substance que l'on veut administrer est soumise, comme dans le premier cas, à l'action du calorique ; et le malade aspire l'air médicamenteux, ainsi que dans les vaporisations ou fumigations ordinaires.

J'emploie ordinairement, en fumigations, la même substance qui me sert pour les douches. La seule différence porte sur la dose qui, dans ce dernier cas, est double de celle consacrée aux injections et s'élève, par conséquent, de 50 centigrammes à 1 gramme de benjoin, et de 20 à 40 centigrammes de résine animé.

Le temps employé à chaque fumigation (que l'on peut d'ailleurs allonger ou abréger, selon les indications, en activant ou en ralentissant l'activité de la chaleur), est ordinairement de vingt minutes à une demi-heure. Les effets que l'on obtient sont les suivants : Un sentiment d'astriction et de démangeaison désagréables se manifeste, d'abord, dans les fosses nasales et dans la bouche, et de là, se propage dans la gorge et souvent jusqu'au larynx où naît un chatouillement suivi, chez quelques sujets, d'efforts de toux et de raucité dans la voix. A la démangeaison succède, au bout de quelques minutes, un sentiment de sécheresse et d'aridité qui, quelquefois, persiste tout le temps de la fumigation; qui, d'autres fois, est remplacé, vers la fin, par une excrétion assez notable de mucosités.

Quand cette excrétion n'a pas lieu immédiatement, on peut compter qu'elle arrivera bientôt après. On en est prévenu par un commencement d'humidité dans les fosses nasales et dans la gorge, qui suit la sécheresse et l'aridité qui y régnaient auparavant. Des mucosités plus ou moins copieuses qui, parfois, contiennent quelques filets de sang, sont rejetées par le moucher et par le cracher. Cette excrétion persiste quelquefois un ou deux jours ; dans les cas ordinaires, elle dure moins longtemps. Mais un effet que j'ai vu arriver presque constamment, et que je dois noter, bien qu'il ait plutôt trait aux affections du larynx qu'à celles de l'oreille, c'est que, sous l'influence des fumigations résineuses, la voix se fortifie, et souvent d'une manière notable. J'ai constaté ce fait qui me fut indiqué par un malade, en engageant d'autres malades à faire des lectures, à haute voix, avant et après la fumigation.

Je mets ordinairement deux jours d'intervalle entre chaque séance ; et, le plus souvent, je pratique le même jour, les douches médicamenteuses et les fumigations.

On ne peut indiquer, *à priori*, le nombre de séances qui seront nécessaires pour chaque cas. Ce nombre doit varier, selon l'ancienneté et la gravité de la maladie, et aussi, selon le tempérament et l'idiosyncrasie du malade. Dans les traitements où j'ai réussi, l'amélioration a commencé, dès les premières fumigations, et a continué dans celles qui ont suivi, jusqu'à la guérison complète.

Je n'ai que peu de faits à apporter à l'appui du traitement que j'indique ; car il n'y a guère que six mois que je l'ai mis en pratique, pour la première fois. Plusieurs des malades qui l'ont suivi, avec succès, n'avaient été jusqu'alors soumis à aucune médication, en sorte que je ne puis encore tirer de ces faits des affirmations suffisamment concluantes dans les habitudes scientifiques actuelles, mais bien des inductions fondées sur la promptitude de la guérison.

Cependant, pour ceux qui acceptent comme une vérité (et je suis de ce nombre) l'ancien axiome : « Non numerandæ, sed ponderandæ sunt observationes, » deux exemples de guérison que je possède ne pourront manquer de fixer l'attention ; car ils ont en leur faveur ce qui peut donner aux faits une autorité réelle, et les rendre concluants, l'analogie et le raisonnement. Ces exemples se rapportent à deux malades atteints de *surdité catarrhale confirmée*. L'un avait été traité, sans succès bien marqué, par Itard ; l'autre, après avoir suivi inutilement les prescriptions de plusieurs médecins, s'était adressé à moi, qui ne fus pas plus heureux d'abord, que ceux qui m'avaient précédé. Depuis, j'ai guéri ces deux sourds, par l'usage des douches et des fumigations résineuses.

Le premier de ces malades est un homme de quarante ans, assez bien constitué, et chez lequel la surdité, bornée à l'oreille droite, date d'une douzaine d'années et est arrivée sans causes connues. Itard, consulté par le malade, il y a dix ans, caractérisa cette affection de *surdité catarrhale*, et conseilla les purgatifs et les vésicatoires à la nuque. Il prescrivit, en outre, de fumer du trèfle d'eau, pratiqua plusieurs fois le cathétérisme de la trompe, et fit quelques injections liquides. Une amélioration sensible succéda à ce traitement, qui eut lieu pendant l'été ; mais la dysécie revint, quoique moins intense, l'hiver suivant ; et, depuis, chaque hiver a ajouté à la gravité du catarrhe. Quand j'ai vu le malade, pour la première fois, à la fin de l'automne dernier, il n'entendait plus le battement d'une montre ordinaire qu'au contact. L'oreille externe n'offrait rien de particulier, mais la luette, les piliers et le voile du palais, les amygdales, la droite surtout, étaient le siége d'une tuméfaction manifeste, et le timbre de la voix était changé. Le malade pouvait encore, par un effort d'expiration, la bouche et le nez étant fermés, faire pénétrer de l'air dans la caisse du tympan, mais l'ouïe n'était pas améliorée par cette introduction. Je dus conclure, de cette expérience, que la surdité avait son siége principal dans la caisse du tympan, puisque le conduit guttural demeurait assez libre pour livrer passage à l'air, et que l'introduction de ce gaz dans la caisse n'améliorait pas l'ouïe, effet qui aurait eu lieu infailliblement, si le catarrhe eût été borné à la trompe d'Eustache.

Le malade, doué d'une grande irritabilité, supporta avec impatience le cathétérisme. Je pus, néanmoins, avec des précautions, introduire, dès la première séance, une bougie en gomme élastique de deux millimètres de diamètre à une certaine profondeur, et injecter de l'air dans la caisse. Cette expérience augmenta un peu la dysécie et les bourdonnements, pendant quelques heures ; mais tout était revenu à l'état habituel, dès le soir même.

Le surlendemain, je pratiquai deux douches de fumée de benjoin, d'après le procédé que j'ai indiqué ; et le malade éprouva aussitôt dans l'oreille une démangeaison assez vive qui dura jusqu'à la nuit ; mais, douze heures après, il entendait à dix centimètres les battements de la même montre qu'il n'entendait, la veille, qu'au contact. Ce résultat inespéré m'encouragea à continuer les douches, et à y joindre l'usage des fumigations. Le succès a été complet ; et, en moins d'un mois, le malade, sans avoir subi d'autre traitement que celui que je viens d'indiquer, a été débarrassé de sa cophose, et a recouvré une partie de la voix.

La seconde observation que je puis apporter à l'appui des avantages de la méthode fumigatoire dans le traitement du catarrhe de l'oreille moyenne, m'a été fournie par une jeune femme de vingt-huit ans, qui me fut adressée par un confrère, au commencement de l'été dernier. Chez cette malade robuste et sanguine, la surdité n'avait commencé que depuis quatre ans ; mais elle avait fait de tels progrès, que l'audition d'une montre ordinaire n'avait plus lieu qu'au contact, et d'un seul côté. Des bourdonnements continuels tourmentaient la malade ; et ils devenaient plus forts et plus incommodes à l'approche des règles, et dans les temps froids et humides. Ces caractères ne pouvaient me laisser le plus léger doute sur la nature de la maladie, que je diagnostiquai *surdité catarrhale*. D'après les indications qui m'avaient été fournies, je pus, d'ailleurs, rattacher la cause première de l'affection à un refroidissement éprouvé à la suite d'une couche. Pour cette dame, elle persistait à accuser de sa cophose une chute qu'elle avait faite sur la tête depuis cette époque.

Les pavillons de l'oreille et les conduits auditifs étaient, ainsi que la membrane du tympan, dans un état parfait d'intégrité. Toutes les parties constituantes de l'arrière-bouche, uniformément tuméfiées, présentaient, en outre, une coloration foncée. L'air ne pénétrait dans les cavités du tympan qu'avec beaucoup de difficulté, et l'introduction de ce fluide n'améliorait pas l'ouïe.

Sûr d'avoir porté un diagnostic juste, je prescrivis d'abord la poudre d'ipécacuanha à la dose de 50 centigrammes, chaque matin. Les quatre premières prises firent vomir la malade; mais les suivantes, après avoir provoqué des nausées, allèrent porter leur action sur l'intestin, et furent suivies de selles. La tête fut débarrassée, et les bourdonnements diminuèrent notablement, sous l'influence de ce traitement, qui améliora aussi l'état de la gorge, mais sans changer en rien celui de l'oreille. Je prescrivis alors l'usage de quatre à cinq prises, par jour, de poudre d'asarum, et l'emploi des gargarismes alumineux, en commençant par 1 gramme d'alun pour 125 grammes d'eau d'orge, et portant progressivement, dans l'espace de quinze jours, à 3 grammes, la dose du sel. Je commençai aussi, en même temps, à pratiquer le cathétérisme de la trompe d'Eustache, et à le seconder par des injections d'air simple.

Les bourdonnements continuèrent à diminuer, sous l'influence de ce nouveau mode de traitement, que je continuai plus de deux mois; mais l'ouïe resta toujours nulle, et j'engageai la malade à retourner à ses affaires, en promettant de la prévenir, si je trouvais un remède pour sa surdité. On était alors en juillet. Deux mois après, je lui tins parole; mais ses occupations ne lui permirent pas de revenir avant le mois d'octobre. La saison n'était plus aussi favorable, pour le second traitement que pour le premier; néanmoins, je commençai les fumigations nasales et les injections d'air médicamenteux. Les vapeurs de benjoin furent administrées, d'abord, ensuite celles de myrrhe, puis celles de goudron, et enfin celles de résine élémi. Chacune des douches médicamenteuses provoquait dans l'oreille une démangeaison qui, souvent, persistait jusqu'au lendemain; mais la malade, encouragée, cette fois, par le succès, revenait tous les deux jours m'apprendre les découvertes qu'elle avait faites. Elle avait d'abord entendu le bruit des cloches, puis la sonnerie de sa pendule, puis les cris de la rue; et enfin, après une dixaine de séances, elle put, au grand étonnement des personnes de sa connaissance, prendre part à la conversation.

Des affaires de famille l'ayant appelée à cinquante lieues de Paris, au commencement de décembre, je n'ai pas eu occasion de constater son état actuel; mais je ne doute pas qu'elle ne m'eût averti, si son infirmité avait reparu.

Dans les deux observations que je viens de rapporter, la surdité tenait manifestement à un *catarrhe chronique de l'oreille moyenne;* car, outre le diagnostic porté par Itard dans le premier cas, les bourdonnements et la dysécie augmentaient chez les deux malades sous l'influence du froid et de l'humidité (signe pathognomique du catarrhe de l'oreille); et, dans les deux cas aussi, ces bourdonnements avaient le caractère que l'on trouve le plus communément dans les surdités catarrhales.

Chez ces deux malades toutes les chances étaient défavorables. D'abord, la surdité était ancienne dans les deux cas, et les traitements antérieurs ne l'avaient pas guérie. Ce fut au commencement de l'hiver, saison la moins propre à la cure de ces affections, que les malades furent soumis à l'action des moyens thérapeutiques. Le catarrhe n'était pas simple et borné à la caisse du tympan. Les amygdales, la luette et les autres parties constituantes de l'arrière-gorge étaient également affectées ; et l'altération de la voix, qui est toujours un signe fâcheux, indiquait, chez les deux malades, la participation du larynx à l'engorgement des parties voisines.

Dans ces deux cas, néanmoins, malgré toutes les chances défavorables que je viens d'indiquer, la rapidité et le succès du traitement ont été tels que, jamais, dans aucun cas analogue, je n'ai obtenu ni vu

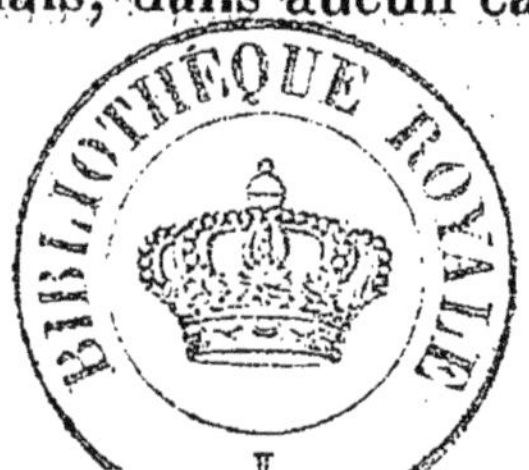

obtenir une guérison aussi prompte et aussi complète. Je me crois suffisamment autorisé à conclure, de ces faits, que : « dans les catarrhes chroniques de l'oreille moyenne, les douches de gaz résineux et balsamiques ont une puissance curative que ne possède aucun autre moyen. »

NOUVELLES OBSERVATIONS

DE CATARRHES DE L'OREILLE GUÉRIS PAR L'USAGE DES VAPEURS RÉSINEUSES ET AROMATIQUES.

Première observation. — Surdité catarrhale simple chez une femme de 42 ans. — Bourdonnements continuels. — Tristesse. — Usage d'huiles et d'injections dans le conduit auditif sans résultat, purgatifs inutiles.

Dilatation des trompes d'Eustache. — Injections de gaz résineux et balsamiques dans l'oreille moyenne. — Guérison en cinq semaines.

Madame V., qui fait le sujet de cette observation, habite Paris depuis son enfance. Elle s'y est mariée et est devenue mère de plusieurs enfants. Elle a toujours joui d'une bonne santé, et n'a jamais gardé le lit qu'à l'époque de ses couches. Personne, d'ailleurs, n'est sourd dans sa famille.

Madame V. n'a commencé à éprouver son infirmité que depuis trois ou quatre ans, bien que l'on croie que l'ouïe eût déjà baissé avant cette époque. Ce sont les personnes de sa famille qui l'ont avertie alors qu'elle devenait sourde ; et, presque en même temps, elle a eu des bourdonnements. Ceux-ci augmentent sensiblement dans les temps froids et humides, et diminuent dans les circonstances de température opposées. Ils augmentent surtout, d'une manière notable et constante, quand la malade mange chaud. Ces bruits, auxquels madame V. attribue son infirmité, peuvent être comparés quelquefois à ceux de l'eau en ébullition ; dans d'autres circonstances, à ceux du vent sifflant dans une forêt ; et, plus souvent encore, au murmure d'une eau courante. Madame V., du reste, n'a éprouvé ni douleurs, ni démangeaisons dans les oreilles. Elle s'est aperçue, seulement, d'une diminution sensible dans la sécrétion du cérumen.

Madame V., qui longtemps avait refusé de croire à son infirmité, devint fort triste quand il lui fut impossible de la méconnaître ; et elle commença à s'exagérer la gravité de son mal avec autant de passion qu'elle en avait mis auparavant à le nier. L'avenir surtout l'inquiétait extrêmement, depuis qu'elle avait remarqué qu'elle n'entendait plus les battements de sa pendule, et d'autres bruits qui auparavant lui étaient familiers. Lorsque madame V. vint me chercher, elle m'aborda en pleurant, et me dit que ce n'était que pour faire plaisir à sa famille qu'elle venait me consulter, et qu'elle était bien persuadée que sa surdité était incurable, et ne ferait que s'accroître avec le temps. Elle avait employé, sans le moindre succès, plusieurs remèdes, entre autres l'huile acoustique de M. Mène Maurice. Je la consolai de mon mieux.

Madame V. n'entend qu'à 15 centim. de l'oreille droite, et à 25 centim. de la gauche, la montre de poche qui me sert pour toutes mes expériences, et que les personnes saines entendent, à la distance de 1 mètre 30 centim. à 1 mètre et demi. Rien, à l'extérieur, n'explique l'infirmité de madame V. Les pavillons de l'oreille sont sains et bien conformés, ainsi que le conduit auditif, et la membrane du tympan est nacrée, brillante et parfaitement intacte. La seule lésion, de ce côté, est celle que la malade m'a indiquée, une diminution dans la sécrétion cérumineuse, d'où résulte la sécheresse des conduits. La gorge est assez belle, mais lorsque la malade fait un effort d'expiration, la bouche et le nez étant fermés, l'air ne passe pas dans les oreilles, du moins madame V. ne le croit pas.

La seule lésion organique qui puisse expliquer la surdité, dans ce cas, c'est donc l'obstruction des trompes d'Eustache, par gonflement de la membrane muqueuse ; et, ce gonflement est de nature catarrhale, puisqu'il augmente, ainsi que la surdité et les bourdonnements qui en sont des symptômes, sous l'influence du froid et de l'humidité.

L'indication thérapeutique est, dans ce cas, de la plus grande simplicité. La maladie est purement locale, et le traitement qui doit être également local, n'offre que deux indications : élargir le conduit auditif interne pour permettre le passage de l'air, d'une part; modifier l'état catarrhal des tissus, de l'autre, pour rendre la guérison durable. Je pratiquai donc, immédiatement, chez madame V., le cathétérisme des trompes d'Eustache, que je trouvai rétrécies de chaque côté, surtout à gauche. Je fis même parvenir un filet d'air dans les deux caisses du tympan ; et madame V., qui se montra très-confiante et vint assidument pendant quelques jours, m'apprit, dès la troisième visite, et avec de grandes démonstrations de joie, qu'elle avait entendu, de son lit, la pendule de sa chambre. Elle entendait ma montre à 20 centim. de l'oreille droite, et à 35 centim. de la gauche. A sa cinquième visite, elle entendait à 22 centim. à droite et à 45 à gauche. A la huitième visite, elle entendait à droite à 50 centim., à gauche à 60 centim. Madame V. fit une absence de trois semaines, et, quand elle revint me voir, j'obtins encore une nouvelle amélioration qui permit à la malade d'entendre ma montre à 75 centim. de l'oreille gauche, et à 90 centim. de la droite. J'engageai madame V. à ne pas rester en si beau chemin, et à revenir ; elle me le promit, mais je n'en ai plus entendu parler depuis lors, et il y a près de deux ans, d'où j'ai conclu qu'elle se trouve suffisamment guérie.

Dans une affection aussi simple et purement locale, je n'ai employé que des moyens également simples et locaux : la dilatation des trompes d'Eustache, à l'aide de bougies en gomme élastique, et l'injection dans l'oreille moyenne de gaz benzoïque. Si ces moyens fussent restés insuffisants, j'aurais eu recours à ceux qui m'ont servi dans les observations suivantes.

Deuxième observation. — Surdité catarrhale simple à gauche, compliquée de perforation de la membrane du tympan, à droite, sans perte des osselets, chez un sujet de 12 ans et demi. — Maladie datant de six ans. — Inutilité complète des fumigations et des injections dans les conduits auditifs. — Amélioration momentanée de l'infirmité par l'application de vésicatoires derrière l'oreille droite. — Récidives constantes de la surdité après leur suppression.

Traitement par la dilatation des trompes d'Eustache, combinée avec les injections de gaz résineux. — Guérison de l'oreille gauche. — Amélioration de la droite, en vingt-sept jours.

M. C. R. (de la Moselle) est âgé de douze ans et demi, grand, frêle et d'une constitution très-délicate; il contracte des coryzas et des rhumes avec la plus grande facilité, malgré les soins assidus dont il est l'objet. Le jeune R. est né d'une mère qui est morte phthisique, il y a un an; et sa famille n'a rien négligé, pour le soustraire aux chances funestes dont on le croit menacé. Des médecins consultés ont prescrit divers remèdes qui ont été exécutés, et l'enfant est allé passer un hiver dans le midi.

On avait bien cru s'apercevoir, dès la première enfance du jeune R., qu'il avait l'oreille un peu paresseuse; mais on attribuait à l'étourderie ordinaire à cet âge, le silence qu'il gardait souvent lorsqu'on l'interrogeait. A la suite d'un rhume qu'il contracta, à l'âge de six ans, le jeune R. éprouva, dans l'oreille droite, de vives douleurs qui furent suivies d'un écoulement copieux de pus par le conduit auditif; et, à la suite de cet accident, pour lequel plusieurs médecins furent appelés, on fut forcé de reconnaître que le jeune R. était sourd. Depuis cette époque jusqu'aujourd'hui, le conduit auditif n'a cessé de couler qu'à de rares intervalles, toujours marqués par l'exaspération des douleurs. La matière de l'écoulement est purulente et plus abondante en hiver, d'une odeur rance habituellement, et quelquefois fétide.

On a appliqué, à plusieurs reprises, des vésicatoires qui ont été suivis de diminution de l'écoulement et d'amélioration de l'ouïe. Les accidents sont revenus, chaque fois qu'on a supprimé l'exutoire, et toujours, on a dû le supprimer de bonne heure, à cause de l'irritabilité du malade. La surdité, du reste, a graduellement augmenté chaque année, et le professeur de la classe que suit le jeune R. a dû faire mettre cet élève tout près et à droite de sa chaire. Le malade assure que, malgré ces précautions, et bien qu'il ait des répétiteurs, il ne peut plus suivre les cours publics.

C'est dans ces circonstances, et après avoir passé par les diverses phases qui ont été indiquées, qu'une parente du jeune R. vint me le conduire, pendant les vacances de 1843. Aux renseignements qui précèdent, le jeune R. ajouta qu'il avait presque toujours des bourdonnements qui augmentaient, ainsi que sa surdité, dans les temps humides et surtout quand il s'enrhumait. J'appris aussi que son père était un peu sourd; et, plus tard même, je fus assez heureux pour le guérir, en dilatant les trompes d'Eustache qui, chez lui, étaient rétrécies.

M. R. entend le battement de ma montre à 10 centimètres seulement de l'oreille droite et à 30 centimètres de la gauche. Les pavillons auditifs sont larges et aplatis, mais cette structure, bien que peu favorable à l'audition, n'est pas néanmoins une cause de surdité. Le conduit auditif est en bon état à gauche, et la membrane du tympan offre un aspect assez satisfaisant. A droite, au contraire, le conduit auditif est rouge et baigné de pus, et le malade le tient constamment bouché avec une boule de coton. La suppuration coule, par une ouverture ronde, à bords tuméfiés et rouges, située à la partie antérieure et inférieure de la membrane du tympan. Cette ouverture, qui n'a guère qu'un millimètre de diamètre, est placée au-dessous et un peu en avant du point d'attache du marteau, qui conserve sa position et ses adhérences. La gorge est le siége d'une phlogose chronique, et toutes les parties qui la constituent sont tuméfiées. L'engorgement se propage dans les trompes d'Eustache, de chaque côté, comme je puis m'en assurer, en y introduisant un cathéter flexible.

M. R., qui est très-irritable, souffre d'abord du contact de la bougie dans les fosses nasales; mais il finit par s'y accoutumer, et, dès sa quatrième visite, il entend la montre à 20 centim. de distance à droite, et à 50 centim. à gauche. L'amélioration continue les jours suivants, et au dixième, il entend à 25 centim. à gauche et à 60 à droite.

Je n'ai prescrit, pendant cette période, que des gargarismes alumineux (trois par jour), un bain de pieds chaque matin, et deux onces de manne, en une fois ; et je n'ai employé, pour le traitement local, que les vapeurs de benjoin et de résine élémi.

Tout faisait espérer une guérison complète et prochaine, lorsque le malade fut pris tout à coup d'une violente otalgie (15e jour du traitement), à la suite d'un refroidissement qu'il éprouva, dans une partie de campagne que j'avais interdite. La crainte qu'il eut de voir revenir sa surdité le rendit sage ; et ses douleurs furent calmées, par quelques bains de pieds et des fomentations émollientes sur l'oreille. Je recommençai, le surlendemain (18e jour du traitement), le cathétérisme et les douches gazeuses, toujours des deux côtés, et le vingt-septième jour, à compter de sa première visite, M. R. quittait Paris, entendant au delà d'un mètre à gauche, et à 40 centim. à droite.

Je n'insistai pas pour retenir M. R. plus longtemps. J'avais obtenu, pour l'oreille gauche, une guérison complète, et je savais que la perforation du tympan diminue, au moins, quand elle ne l'abolit pas, la fonction de l'oreille qui en est atteinte. M. R. entendait, de ce côté, à 40 centim., c'était plus que je n'avais espéré. J'ai revu M. R. aux vacances suivantes. Il a suivi, sans efforts, les cours du collége, occupant, comme ses camarades, la place que lui assignaient ses examens.

Troisième observation. — Surdité catarrhale compliquée d'hypertrophie des amygdales, et datant de plusieurs années chez un enfant de 12 ans et demi. — Résection des amygdales et cathétérisme

des trompes d'Eustache, secondés de douches d'air simple. — Amélioration momentanée. — Récidive.

Nouveau traitement, par la dilatation secondée de douches résineuses et de fumigations de même nature. — Guérison durable.

Le jeune C. est né dans les colonies d'Afrique, mais il habite la France depuis quatre ans. Il est petit, maigre, a la voix faible, et il présente toutes les apparences d'un enfant de neuf ou dix ans. Il se plaint, comme le jeune R., de ne pouvoir suivre les cours du collége, bien que le professeur l'ait placé auprès de lui ; il est presque toujours enrhumé, et il tousse comme un vieillard.

Le jeune C. était déjà sourd en quittant les pays chauds ; mais son infirmité s'est accrue beaucoup depuis, et on l'a conduit, un an après son arrivée en France, chez un médecin qui lui a enlevé les amygdales et a pratiqué des injections d'air simple dans l'oreille moyenne. Le traitement a duré quelques mois, pendant lesquels des purgatifs et des sudorifiques ont été prescrits. On a appliqué des vésicatoires derrière les oreilles et à la nuque, et une amélioration très notable s'en est suivie. Mais, malheureusement, la surdité est revenue l'hiver suivant. Le traitement par les révulsifs cutanés, les purgatifs et les douches d'air, a été repris ; mais, cette fois, il n'a pas produit d'aussi bons effets que la première, et l'on a dû retirer l'enfant du collége et lui donner des maîtres particuliers.

Je fus consulté, quelque temps après, par le médecin ordinaire de la famille, et je pensai pouvoir entreprendre ce traitement avec quelques chances de succès.

M. C. entend encore ma montre à 20 centim. de l'oreille gauche, et à 45 centim. de la droite. La conque présente une singulière configuration, que j'attribue à l'usage d'un bonnet serré que l'enfant porte jour et nuit, une grande partie de l'année, pour se préserver du froid. Les conduits auditifs ont été le siége d'un écoulement prolongé, et la peau présente sur plusieurs points, des traces d'anciennes ulcérations. La membrane du tympan est un peu rugueuse, à droite; à gauche, elle est mate et visiblement épaissie. Les parois de la gorge sont tuméfiées, d'une manière uniforme, et les trompes d'Eustache sont rétrécies.

Après avoir pratiqué des injections d'eau tiède, pour extraire quelques pellicules des conduits auditifs, j'entrepris la dilatation des trompes d'Eustache, au moyen de bougies en gomme élastique, en commençant par de très-petites, dont j'augmentai chaque jour le volume. J'arrivai bientôt, de cette manière, à en introduire de trois millimètres de diamètre. A chacune de ces introductions, j'ajoutai cinq à six douches gazeuses, que je variai plusieurs fois pendant le traitement. J'employai le benjoin, les résines animé et élémi, la myrrhe et le baume du Pérou ; chaque jour aussi, je fis inspirer au malade, pendant huit ou dix minutes, des gaz résineux.

A sa seizième visite, le jeune C. se déclara suffisamment guéri et demanda à rentrer au collége. Il entendait alors à 76 centim. de l'oreille droite, et à 45 de la gauche. Le malade a passé deux hivers à Paris depuis ce traitement, et il n'a pas éprouvé de rechute.

Je me suis borné à prescrire l'usage de la flanelle sur la peau, comme moyen préservatif.

Quatrième observation. — Surdité catarrhale regardée comme congéniale, compliquée d'hypertrophie des amygdales et de mussitation, chez un enfant de sept ans et demi. — Vésicatoires, injections auriculaires variées, sans résultat.

Excision préalable des amygdales. — Cathétérisme et dilatation des trompes d'Eustache. — Injections de gaz résineux. — Guérison en six semaines.

A. M. est âgé de sept ans et demi. Ses parents croient qu'il est né sourd; mais sa surdité a fait beaucoup de progrès depuis deux ans. Le père et la mère, d'ailleurs, sont sains, et il n'y a pas de sourds dans la famille. L'enfant est assez bien constitué, lui-même ; et, sauf des coryzas fréquents, il jouit d'une excellente santé. La parole est toujours embarrassée ; quelquefois même inintelligible, et les parents du jeune M. ont remarqué que l'altération de la voix coïncide, d'une manière assez constante, avec la diminution de l'ouïe. Il dort, la bouche ouverte, et sa respiration est bruyante. A. M. est, du reste, assez intelligent, il regrette beaucoup que son infirmité nuise à son instruction, et il est disposé à subir toutes sortes d'opérations, si on lui promet de le guérir.

Je pus, sans craindre de me compromettre, lui faire cette promesse dont il fut réjoui, ainsi que ses parents. Les conduits auditifs étaient sains et les membranes du tympan dans un état parfait d'intégrité. Les deux amygdales avaient acquis un développement considérable ; et il était manifeste qu'elles nuisaient, par leur volume, à l'audition, en rétrécissant le calibre des pavillons des conduits gutturaux ; à la phonation et à la respiration, en bouchant partiellement la voie qui met en communication les cavités thoracique et buccale. Je proposai donc l'ablation de ces deux glandes devenues de véritables corps étrangers, et je la pratiquai le lendemain matin, en présence du médecin de la famille. L'enfant se prêta, de bonne grâce, à la double résection qui n'offrit rien de particulier ; les plaies furent cicatrisées en peu de temps.

A. M., qui n'entendait guère les battements d'une montre que quand elle touchait ses oreilles, assura, dès le second jour après l'opération, qu'il entendait mieux ; et ses parents s'aperçurent, en même temps, que la respiration était plus facile et la voix plus claire. Le mieux alla en augmentant ; et quand, dix jours après l'opération, j'essayai d'introduire une bougie fine dans le conduit guttural de l'oreille, je pus aisément surmonter la résistance que le gonflement avait apportée, d'abord, à l'introduction. Après une dizaine de visites, où je pratiquai le cathétérisme secondé de douches de gaz résineux, le jeune A. se trouva parfaitement guéri de sa surdité qui, depuis, n'a plus reparu. La respiration est devenue beaucoup plus facile, et un exercice gradué et intelligent a fait acquérir aux organes vocaux une force et une précision qui augmenteront encore, par la suite. Il est permis d'espérer que le jeune A. M. sera complétement délivré, avant deux ans, du reste de mussitation qu'il conserve.

CINQUIÈME OBSERVATION. — **Surdité catarrhale compliquée d'otorrhée purulente, des deux côtés. — Quatre ans de durée. — Traitement par les injections astringentes et les vésicatoires, sans résultat. Gargarismes astringents. — Injections chlorurées dans les conduits auditifs externes. — Cathétérisme des trompes d'Eustache et douches de gaz balsamiques. — Guérison en un mois.**

J. S. est une petite Auvergnate, âgée de neuf ans et demi, qui habite un rez-de-chaussée humide. Elle est faible, maladive, et présente, de chaque côté du cou, un chapelet de ganglions indurés. Sa mère est nerveuse, mais ni elle ni son mari n'ont éprouvé de surdité. La mère de Joséphine croit que l'enfant est devenue sourde, il y a quatre ans, à la suite de la rougeole. Bientôt après cette maladie, les conduits auditifs ont commencé à fluer ; et, depuis, l'écoulement n'a, pour ainsi dire, pas cessé, avec des alternatives d'augmentation et de diminution. J. a éprouvé aussi plusieurs maux de gorge et elle s'enrhume facilement.

On a conseillé à la mère de J. de faire des injections de plusieurs sortes : elle les a faites. On lui a aussi prescrit d'appliquer des vésicatoires volants derrière l'oreille, et un à demeure au bras. Ces prescriptions et d'autres, n'ont eu pour résultat que de tourmenter la malade.

Les deux conduits auditifs sont remplis, jusqu'au fond, d'un pus séreux. Après les avoir nettoyés, par des injections d'eau tiède, je puis m'assurer de l'intégrité de la membrane du tympan, qui est d'ailleurs, injectée fortement dans toute son étendue, ainsi que le fond des conduits auditifs. La gorge est le siége d'une phlogose chronique ; et les amygdales, les piliers et le voile du palais, sont tuméfiés dans toute leur étendue.

La surdité augmente constamment, sous l'influence du froid et de l'humidité ; et elle diminue, aussi constamment, en été et dans les beaux jours. Les rhumes aggravent aussi l'infirmité. Joséphine n'entend ma montre qu'à la distance de 6 centim. à gauche, et de 8 centim. à droite.

Prescriptions. Tous les jours, trois injections auriculaires composées d'eau tiède, additionnée d'une cuillerée à bouche d'oxyde de sodium par verre.

Tous les deux jours, une prise de rhubarbe (50 centigr.).— Tisane amère, usage du vin et d'une nourriture substantielle, gargarismes toniques, frictions sèches sur la peau.

Je commençai, de mon côté, à pratiquer le cathétérisme des trompes d'Eustache, que je trouvai rétrécies des deux côtés. Après les avoir suffisamment dilatées, dans les trois premières visites, j'injectai dans les deux caisses des vapeurs de benjoin. Je recommençai, le surlendemain, et ainsi tous les deux jours.

L'amélioration fut plus rapide que je n'avais espéré. Trois semaines ne s'étaient pas encore écoulées, que la suppuration avait tari dans les deux oreilles, et que la malade entendait ma montre à 20 centim. à gauche, et à 80 centim. à droite. Huit jours plus tard, J. l'entendait à plus d'un mètre de chaque côté; et, je la renvoyai, en lui prescrivant un traitement qui, sans doute, a réussi; car j'avais engagé sa mère à revenir, de temps à autre, et je ne l'ai pas vue, depuis près d'un an.

Sixième observation.— Surdité catarrhale, compliquée d'otorrhée et de gourmes herpétiques, chez une jeune personne de treize ans. —Dix ans et demi de durée. — Surdité augmentant en hiver et dans les temps humides, diminuant en été et lorsque la malade est en voiture. — Traitements dépuratifs. — Vésicatoires derrière les oreilles, puis au bras gauche, pendant cinq ans. — Amélioration momentanée, par l'usage des vapeurs ammoniacales, suivie d'accidents et de rechute. — Cathétérisme et douches d'air fixe. — Nul résultat. Traitement par les toniques et les purgatifs. — Cathétérisme des conduits gutturaux de l'oreille. — Injections variées résineuses et aromatiques. — Guérison en trois mois.

Mademoiselle E. âgée de treize ans, est la dernière enfant d'une nombreuse famille. A l'époque de sa grossesse, la mère de mademoiselle E. éprouva un très-vif chagrin qui paraît avoir exercé une funeste influence sur la santé de sa fille. La dentition a été très-pénible. A deux ans et demi, mademoiselle E. a eu une rougeole grave; et, c'est à la suite de cette éruption, que sa surdité a commencé. Elle a conservé aussi, pendant plusieurs années, une croûte laiteuse qui ne l'a quittée qu'en laissant un écoulement dans les conduits auditifs, et un suintement purulent derrière les deux pavillons. Ce dernier écoulement, qui a tous les caractères de la gourme herpétique des auteurs, s'est étendu sur la face antérieure de l'auricule, en avant, et jusqu'à la racine des cheveux, en arrière. La peau de ces surfaces est couverte de croûtes blanches et squammeuses, qui tombent d'elles-mêmes, ou par le frottement, pour être remplacées par d'autres, le lendemain. L'écoulement du conduit auditif est séro-purulent, d'odeur aigre et parfois fétide. L'action du froid et celle de l'humidité l'augmentent constamment. Les paupières sont le siége d'une conjonctivite catarrhale chronique, et les orgelets s'y succèdent, pour ainsi dire, sans interruption. Un chapelet de ganglions existe, de chaque côté du cou ; et ces ganglions augmentent, chaque fois que l'écoulement des oreilles diminue. Mademoiselle E. est, en outre, sujette aux rhumes, à des dyspnées et à des palpitations, qui ne manquent presque jamais d'arriver, quand elle court un peu fort, ou pendant longtemps. La constitution de mademoiselle E. est donc faible, et l'on a conseillé l'usage de corsets orthopédiques, pour arrêter un commencement de déviation du rachis.

On a consulté, pour mademoiselle E., la plupart des professeurs et des praticiens célèbres qui, tous, ont conseillé l'usage habituel des toniques, les bains gélatineux, le fer et l'iode sous toutes les formes, etc. Quant à moi, j'ai été appelé en consultation, par le médecin de la famille, pour savoir s'il y aurait quelque chose à tenter contre une surdité qui allait toujours en augmentant, et qui apportait à l'éducation, déjà retardée de mademoiselle E. des obstacles chaque jour plus difficiles à vaincre.

Pour remédier à cette dernière infirmité, les parents de la jeune E. avaient consulté plusieurs médecins. La plupart avaient prescrit des purgatifs, des gargarismes et des vésicatoires. Elle en portait un au bras, depuis cinq ans, ce qui n'avait pas empêché la surdité d'aller toujours en augmentant. On avait aussi prescrit des injections auriculaires émollientes, et deux chirurgiens avaient pratiqué, sans succès, le cathétérisme des trompes d'Eustache. On avait cru mademoiselle E. guérie, il y a un an, à la suite d'une application d'ammoniaque dans la gorge. Mais l'amélioration momentanée qu'elle avait éprouvée, fut suivie, le soir même, de douleurs horribles dans les oreilles et dans toute la tête. Dès le lendemain, l'oreille droite, qui était sèche depuis quelque temps, recommença à couler; et, depuis, le flux n'avait pas cessé. Nous sûmes, enfin, que la surdité est plus forte dans les temps humides et pendant l'hiver.

Ces renseignements obtenus, nous procédâmes, le médecin de la famille et moi, à l'examen de la malade. Nous constatâmes d'abord, qu'elle n'entendait ma montre qu'à 8 centim. de l'oreille droite, et à 10 de la gauche. Après avoir nettoyé les conduits auditifs, par quelques injections; le fond du canal et la membrane du tympan nous paraissent rouges et tuméfiés dans toute leur étendue. La gorge est uniformément rouge et gonflée; et la membrane muqueuse du pharynx présente un aspect mamelonné particulier. Mademoiselle E. ne peut, par un effort d'expiration, la bouche et le nez étant fermés, faire passer l'air dans les caisses du tambour.

Ici, le diagnostic ne peut être douteux. La surdité de mademoiselle E. est due à l'obstruction des trompes d'Eustache, par gonflement de la membrane muqueuse de l'oreille moyenne; et aussi, à l'otorrhée purulente. Cependant, cette dernière lésion contribue moins que la première à l'infirmité, puisque mademoiselle E. n'entend guère moins mal de l'oreille gauche, dont le conduit est simplement injecté, que de la droite où il existe un flux plus abondant.

Nous constatons aussi facilement que, si la cause occasionnelle des écoulements et de l'aggravation de la dysécie doit être rapportée, dans la plupart des cas, au refroidissement de la totalité ou d'une partie du corps, la cause première et radicale de l'infirmité est dans la constitution même de la jeune malade. L'expérience nous a trop appris que l'on a tort de compter sur l'évolution sexuelle, pour la guérison des surdités. Itard, dans sa longue et laborieuse pratique, n'a rencontré qu'un seul exemple de cet heureux résultat, sur lequel les praticiens, en général, comptent beaucoup trop; et, à côté de cet unique exemple, on pourrait citer des milliers de cas où l'expectation a rendu incurables des surdités qui, prises à temps, auraient promptement et facilement cédé. Il fut donc convenu que nous ferions marcher, de front, le traitement général, propre à modifier favorablement la constitution; et le traitement local, destiné à guérir les lésions organiques de l'oreille.

La malade avait pris des jus d'herbes, le mois précédent, nous convînmes de lui administrer, tous les deux jours, une prise de rhubarbe, et de lui faire prendre deux bains sulfureux, chaque semaine. On prescrivit aussi une séance de gymnastique entre chaque prise de rhubarbe, et le professeur reçut la recommandation d'exercer surtout les bras et les muscles pectoraux, et de bien graduer les exercices. Le régime fut continué; et mademoiselle E. vint me voir, tous les jours de gymnastique.

Je prescrivis d'abord, comme traitement local, des injections d'eau chlorurée dans les oreilles (trois fois par jour). Puis, j'employai trois ou quatre séances à élargir les conduits gutturaux, et je commençai les douches de gaz résineux. Après quinze jours de ce traitement, qui ne l'a pas fatiguée, mademoiselle E. entend ma montre à 25 centim. de l'oreille droite et à 15 centim. de la gauche. Au bout de deux mois, à dater de sa première visite, mademoiselle E. entend ma montre à 60 centim. de distance de chaque côté. Nous convenons alors d'éloigner un peu plus les visites, pour voir si l'amélioration se soutiendra; et nous laissons trois jours d'intervalle entre chacune. Au bout du troisième mois de traitement, mademoiselle E. entend ma montre, au-delà d'un mètre des deux côtés; et, bien que je croie sa guérison durable, j'ai engagé ses parents à me l'envoyer, au moins une fois par mois. On le fait exactement, depuis près d'une année ; et la jeune E. entend toujours ma montre à plus d'un mètre de distance. Elle continue à suivre le traitement général que nous avons prescrit. La poitrine a pris du développement : la santé générale s'est fortifiée ; et nous espérons que le changement d'âge complétera la guérison. Je crus devoir varier, plusieurs fois, pendant le traitement, les gaz médicamenteux. Je commençai d'abord, par les vapeurs de benjoin ; puis, j'employai le baume du Pérou, les résines animé et élémi ; et enfin les vapeurs d'huile essentielle de thym. Je prescrivis aussi quelques gargarismes toniques et astringents ; et je réprimai, avec l'azotate d'argent, des végétations qui se trouvaient derrière les piliers du voile du palais.

J'ai rapporté, avec quelques détails, l'observation de mademoiselle E., parce que je la crois intéressante sous plusieurs rapports. Elle prouve, comme la plupart de celles qui précèdent, l'inutilité des vésicatoires dans le traitement du catarrhe de l'oreille. Mademoiselle E. en a porté un, pendant cinq ans, et sa surdité s'est constamment aggravée, malgré cet exutoire. Je le fis supprimer, en commençant le traitement ; et la malade n'en a pas moins guéri très heureusement et fort vite, eu égard à la gravité de la cophose et à ses complications. L'action du *traitement local,* chez mademoiselle E., a été claire et efficace. Le traitement général que l'on avait suivi avec tant de soin, depuis plusieurs années, était resté complétement stérile. Mais la guérison, due principalement aux moyens locaux, n'eût pas été aussi prompte, sans l'intervention des moyens généraux, auxquels on a eu recours. Ce sera encore à la continuation de ces mêmes moyens que l'on devra de conserver le bien-être acquis ; car, si la cause immédiate de la surdité tient à une lésion organique du sens auditif, la racine du mal est dans l'économie tout entière.

Septième observation. — Surdité catarrhale compliquée d'otorrhée. — De perforation des deux membranes du tympan. — De destruction de l'apophyse mastoïde droite et de tuméfaction de toute la gorge chez un jeune homme de dix-sept ans.

Traitements successifs et nombreux comprenant : purgations répétées, saignées, vésicatoires, cautères, moxas, setons, cautérisation de la gorge. — Cathétérisme des trompes d'Eustache et injections d'air simple.... Améliorations suivies bientôt de récidives.

Nouveau traitement par les purgatifs, l'inspiration de gaz résineux et l'injection dans l'oreille moyenne des mêmes gaz... Amélioration soutenue.

M. D. de S. vint me trouver, pour la première fois, au mois de février 1843. Une augmentation notable de sa surdité habituelle, et quelques élancements, l'avaient engagé à quitter momentanément la pension où il terminait ses études, pour venir me consulter. Après avoir examiné et interrogé M. de S., je lui prescrivis des injections émollientes, pour nettoyer les conduits auditifs et quelques bains de pieds, l'engageant à revenir aux vacances de Pâques, pour commencer un traitement plus sérieux, qui serait suivi d'amélioration.

M. de S. revint, le 19 avril suivant, accompagné de sa mère. J'appris, d'elle, que son fils avait été constamment entre la vie et la mort, pendant sa première année; et que, dès cette époque, ses oreilles avaient commencé à fluer. L'écoulement qui n'a, pour ainsi dire, pas cessé depuis, a offert de nombreuses alternatives, soit relativement à la quantité, soit par rapport à la qualité et à la nature des matières rendues. Celles-ci ont été souvent accompagnées d'esquilles. Vers l'âge de quatre ans, une douleur sourde, avec empâtement et lividité de la peau, se déclara derrière et en dessous de l'oreille droite, et un abcès s'ouvrit, peu de temps après, dans le conduit auditif. Ce dépôt, qui resta ouvert pendant plus de deux ans, livra passage à une énorme quantité de pus, de sanie et d'esquilles. Il se rouvrit et se referma, à plusieurs reprises; et enfin, il paraît complétement cicatrisé, depuis quelques années. L'écoulement de l'oreille gauche n'a pas cessé, pendant tout ce temps, ni depuis; et l'engorgement des ganglions cervicaux persiste également.

Les conseils hygiéniques et médicinaux les plus rationnels, les mieux entendus, ont été suivis, avec exactitude et intelligence, par M. de S. Les vomitifs, les purgatifs, les préparations de fer, d'iode, de soufre, les bains médicamenteux, les sudorifiques et les dépuratifs, ont été mis en usage. On a appliqué plus de vingt vésicatoires; le malade porte encore un cautère au bras; il a conservé un séton à la nuque, près d'une année; et les régions mastoïdiennes offrent la marque des moxas qui y ont été appliqués. Un de nos confrères a soumis plusieurs fois le jeune malade à des évacuations sanguines, au moyen des ventouses scarifiées. Il a pratiqué, en même temps, le cathétérisme des trompes d'Eustache, et fait des injections d'air fixe. Puis il a, comme d'habitude, prescrit les sétons et les cautères

Il n'est aucun de ces moyens qui, employé au commencement d'une aggravation des symptômes, n'ait été suivi d'amélioration ; mais il n'en est aucun, non plus, qui, bientôt, n'ait été suivi de récidive ; et les rechutes ont toujours eu lieu, même en plein traitement, sous l'influence d'un coup d'air, d'un refroidissement des pieds, d'un abaissement subit de la température, etc.

Pour ne négliger aucune chance, la famille de S., après avoir suivi, sans succès, les traitements rationnels, s'est jetée dans l'empirisme. Les magnétiseurs, les homœopathes et les marchands de remèdes secrets ont été consultés. Presque tous ont affirmé que la maladie est curable, et ont promis guérison. Bien qu'aucun n'ait tenu parole, les parents ayant entendu parler d'un paysan belge qui fait des cures merveilleuses, sont allés, avec leur fils, le consulter. Ce brave homme n'a pas été plus heureux que les autres ; mais il a été plus honnête. Après avoir examiné les oreilles de M. de S. en plein soleil, à midi précis, il a déclaré que l'on pourrait améliorer, peut-être, la surdité mais non la guérir ; et il a refusé la récompense qui lui était offerte. Les parents avaient cessé toute espèce de traitement, depuis cette visite, qui avait eu lieu, l'été précédent.

A l'époque où je commençai le traitement, M. de S. venait d'accomplir sa dix-septième année. Il est blond, pâle et de petite taille, mais il est trapu, a les membres gros, les mains robustes; et, au gymnase, il est un des plus forts élèves de sa division. Les glandes cervicales sont très-grosses ; mais il n'existe au cou, qui est d'ailleurs très court, aucune cicatrice; et M. de S. jouit, à peu près constamment, d'un excellent appétit et d'un bon sommeil. La voix est nasonnée et désagréable. M. de S. ne respire presque pas par le nez, et dort toujours, la bouche ouverte. Il contracte, d'ailleurs, des coryzas et des rhumes, avec la plus grande facilité.

M. de S. entend ma montre, à 10 centim. de l'oreille gauche, à 13 centim. de la droite. Les deux conduits auditifs sont baignés d'un liquide séro-purulent. Une dépression profonde derrière l'oreille droite, correspond à la destruction de l'apophyse mastoïde ; et une cicatrice en entonnoir, placée à la partie inférieure et postérieure du conduit auditif, à un centimètre environ de profondeur, indique l'ouverture de communication par où s'écoulaient le pus et les débris osseux de l'apophyse mastoïde. Les deux membranes du tympan sont largement perforées. La destruction est plus complète à gauche qu'à droite ; mais la chaîne des osselets a été détruite, des deux côtés. La gorge est le siége d'une tuméfaction générale, qui ne s'attache pas plus particulièrement aux amygdales qu'aux piliers, au voile du palais et à la luette ; mais qui occupe toutes ces parties, qui sont tapissées d'un mucus visqueux et filant. M. de S. ne peut faire passer l'air dans les trompes d'Eustache, en expirant fortement, la bouche et les narines étant fermées.

Je prescrivis, d'abord, à M. de S. une diète légère, et l'usage de la limonade citrique pendant deux jours, au bout desquels j'administrai soixante-quinze centigrammes de poudre d'ipécacuanha. Le malade vomit sans efforts, beaucoup de glaires et un peu de bile; et, le lendemain, il prit deux verres d'eau de pullna qui le purgèrent fortement. Comme il voulait retourner à sa pension, le plus tôt possible, M. de S. vint, chaque jour, très-exactement, malgré les vomitifs et la purgation que je prescrivis, de nouveau, huit jours après.

Le traitement local fut très-simple. J'employai, pour dilater les conduits gutturaux de l'oreille, les bougies de gomme élastique. J'en maintins quelques-unes, jusqu'à deux heures durant, en place. Sous l'influence de la compression qu'elles exerçaient, les tissus engorgés se désemplirent, en reprenant leur vitalité. Les injections d'air chargé de molécules résineuses que j'ajoutai à la dilatation, modifièrent favorablement la disposition morbide de la membrane muqueuse du tambour; et les injections résolutives, que j'avais prescrit de pousser, trois fois par jour, dans le conduit auditif, concoururent, pour leur part, à l'amélioration qui ne tarda pas à se manifester. M. de S., qui ne put m'accorder que quinze jours, partit, entendant ma montre à 50 centim. de l'oreille gauche, et à 15 seulement de la droite, très satisfait de l'amélioration qu'il avait obtenue.

Pour conserver le bien-être acquis, je conseillai à M. de S. de continuer les injections auriculaires, matin et soir, et de faire passer l'air, de la gorge dans les oreilles, avant chaque injection, afin de bien nettoyer toute la longueur du conduit gutturo-auriculaire. Je prescrivis aussi l'usage de la flanelle sur la peau.

J'ai eu plusieurs fois, depuis, des nouvelles satisfaisantes de M. de S. qui, maintenant, habite un port de mer. Une personne de sa famille, qui est venue dernièrement me consulter, m'a dit qu'il conserve l'amélioration qu'il a obtenue. Il serait, cependant, presque impossible qu'avec des lésions aussi graves et aussi irréparables de l'organe auditif, M. de S. n'eût pas à essuyer des rechutes. Et, cette triste prévision est d'autant mieux fondée, que l'origine du désordre organique et fonctionnel *local*, est dans la constitution éminemment scrofuleuse de M. de S.

Huitième observation. — Surdité catarrhale considérée comme congéniale et hérédité chez un garçon de treize ans. — Aggravation continue de l'infirmité. — Augmentation notable, à la suite de la rougeole. — Impossibilité de suivre les cours universitaires. — Hébétude. — Nonchalance. — Habitudes de brusquerie. — Pleurs et cris fréquents. — Parole inintelligible. — Respiration bruyante. — Ganglions cervicaux engorgés; amygdale gauche tuméfiée.

Traitements nombreux externes et intérieurs. — Vésicatoires, injections variées, huiles, etc., dans le conduit auditif. — Cathétérisme des trompes d'Eustache et douches éthérées, sans résultat.

Amélioration, par le cathétérisme des trompes d'Eustache et l'emploi des gaz résineux et aromatiques dans l'oreille moyenne.

La surdité qui, chez mademoiselle E. et chez

M. de S., était accompagnée de tant de désordres organiques, n'en présente presque pas chez le sujet dont je vais rapporter l'observation. Mais, à défaut de lésions matérielles, nous allons trouver des lésions morales et intellectuelles, d'une nature bien autrement grave, puisqu'elles portent à l'éducation et à l'instruction des obstacles, que toute la patience des parents et le zèle des maîtres, ont la plus grande peine à surmonter.

A. X. est âgé de treize ans, petit, blond et d'un tempérament lymphatico-nerveux. Son père est un ancien militaire, devenu sourd, depuis quelques années, par suite de rhumatismes, au dire de son médecin. Un jeune frère et une sœur d'A. sont également sourds ; mais, à un moindre degré que lui. A., dit sa mère, n'est pas un enfant méchant, mais bien insupportable. Il ne fait rien, avec ordre et régularité; il finit toujours par obéir, mais, presque jamais il n'exécute, de bonne grâce, ce qu'on lui commande. Il s'appuie sur tout ce qui se trouve à sa portée, comme si ses jambes ne pouvaient le soutenir. Il laisse souvent tomber sa tête sur sa poitrine ; et sa salive coule involontairement, une partie de la journée. Bien que la nonchalance soit le fond du caractère d'A., il se met fréquemment en colère, quelquefois sans motif apparent; mais, d'ordinaire, sous les plus futiles prétextes. Les jeux qui l'amusent sont ceux que recherchent les enfants de cinq ou six ans. Le timbre de sa voix est rauque et discordant, et il bredouille souvent, d'une manière inintelligible.

Sa mère dit, avec raison, qu'il a les goûts et l'intelligence d'un enfant de six ans. On l'a mis dans plusieurs colléges et pensions, d'où on l'a toujours renvoyé aux parents qui, l'année dernière enfin, ont eu le bonheur de trouver un ecclésiastique qui s'est chargé d'A. et lui a fait faire sa première communion.

Dès la plus tendre enfance de X., on s'aperçut qu'il avait l'ouïe dure ; et ses parents prirent toutes les peines possibles pour remédier, par l'instruction, à ce vice naturel. Les médecins, de leur côté, ont prescrit des injections auriculaires, émollientes et excitantes, des vésicatoires derrière les oreilles, et plusieurs purgatifs. L'infirmité n'en a pas moins persisté ; et elle a même notablement augmenté depuis. La parole, que l'on espérait voir s'amender, avec le temps, n'a pas changé ; elle est à peu près telle qu'elle était, à l'âge de six ans.

A. X. est devenu beaucoup plus sourd, il y a six semaines, à la suite de la rougeole; et la diminution de l'ouïe a été accompagnée d'une altération plus grande de la voix. C'est alors que les parents se sont décidés à venir consulter, de nouveau, à Paris; et, c'est après y avoir été traité un mois, sans le moindre succès, par le cathétérisme des trompes d'Eustache et les injections éthérées, que X. m'a été adressé, au mois d'août dernier, par la mère de mademoiselle E. dont j'ai raconté l'histoire dans la 6e observation. La respiration d'A., qui a toujours été difficile et bruyante, l'est devenue beaucoup plus, depuis sa rougeole, et il ne peut inspirer par le nez. Les pavillons de l'oreille et les conduits auditifs externes sont bien conformés; les membranes du tympan sont belles, et l'on voit parfaitement, à travers, l'insertion du marteau. La gorge est rouge, tuméfiée, dans toute son étendue, et l'amygdale gauche est hypertrophiée. A. ne peut faire passer l'air dans les caisses du tympan, malgré plusieurs efforts d'expiration, et il n'entend qu'au contact, et seulement à gauche, le battement de ma montre.

L'indication thérapeutique est ici de la plus grande évidence. Il faut, avant tout, ouvrir les trompes d'Eustache, pour laisser à l'air le libre passage, de la gorge dans les caisses du tympan. Après avoir employé quatre ou cinq jours à élargir les conduits gutturaux, j'obtiens une dilatation suffisante. L'air pénètre, à plusieurs reprises, de la bougie dans les caisses du tympan; le malade le fait passer lui-même, plusieurs fois par jour, dans ces cavités; et pourtant rien n'indique, jusqu'au quatorzième jour, que je doive être plus heureux que les confrères qui ont traité le malade avant moi. J'ai plusieurs fois varié la substance des injections, pendant cette période, et je n'osais plus compter sur aucun résultat, lorsque le jeune A. vint, le quinzième jour du traitement, de très-bonne heure, et avec un visage rayonnant. Il avait entendu le bruit des voitures, le son des cloches, les cris de la rue et une foule d'autres bruits, qu'il n'entendait plus, ou qu'il entendait mal, depuis plusieurs années. Il s'était hâté d'aller à l'église, et il avait suivi un sermon tout entier. Il me serrait les mains, et comptait être bientôt complétement guéri. Madame X. me dit alors que son fils, en prétendant mieux entendre que tout le monde, s'exagérait évidemment l'avantage qu'il avait obtenu; mais que, cependant, l'amélioration était bien réelle. Je la constatai aussitôt, en mesurant avec ma montre, qu'il entendit à 20 centim. de l'oreille gauche et à 4 centim. de la droite.

Je traitai encore, pendant quinze jours, et en employant les mêmes moyens, le jeune X. Je n'obtins pas, dans cet intervalle, tout le succès qu'il s'était promis. L'oreille droite resta dans le même état; la gauche gagna 10 centim.; et quand A. D. quitta Paris, au mois de septembre dernier, il entendait à 4 centim. de l'oreille droite et à 30 centim. de la gauche, la même montre qu'il n'entendait plus, d'un coté, et qu'il n'entendait qu'au contact, de l'autre, en y arrivant.

La famille X. m'a écrit, plusieurs fois, depuis cette époque, pour m'annoncer que l'amélioration se maintient et qu'A. fait des progrès dans ses études. Il demande à aller au collége, et j'ai engagé ses parents à l'y envoyer, ne fût-ce que pour le retirer de l'isolement où il vit. Il est venu lui-même me voir, il y a peu de temps, et j'ai constaté que l'ouïe n'a rien perdu, depuis la cessation du traitement.

Trois circonstances, que le lecteur a déjà appréciées, rendaient le pronostic d'une extrême gravité dans l'observation qui précède. Ces circonstances sont : l'ancienneté de la maladie, qui remontait à la première enfance, si elle n'était innée ; l'hérédité, et enfin, l'inutilité de tous les traitements essayés jusqu'alors. Tous ces obstacles ont été, comme on vient de le voir, surmontés avec bonheur; et je crois pouvoir, dans ce cas comme dans les autres, attribuer ce résultat à l'action des douches de gaz résineux.

Le grand intérêt qui s'attache au *traitement immédiat* du catarrhe de la caisse du tympan, m'a éloigné trop longtemps, peut-être, de celui de la trompe d'Eustache. J'y reviens.

Quand l'engorgement catarrhal est borné à la trompe d'Eustache, ce que l'on reconnaît, comme nous l'avons dit, à l'amélioration instantanée de l'ouïe par l'introduction de l'air dans la caisse, le cathétérisme du conduit guttural, soit seul, soit combiné avec la cautérisation, suffit, sauf les complications, pour guérir la surdité.

La théorie du traitement applicable à ce cas, rentre dans la thérapeutique générale des rétrécissements des canaux excréteurs. Or, le traitement adopté dans ces affections consiste, soit à dilater simplement, par des moyens mécaniques, les conduits rétrécis, soit à combiner, avec la dilatation, l'application d'agents chimiques susceptibles de modifier la vitalité des tissus.

Le cathétérisme de la trompe d'Eustache, au moyen de bougies flexibles et d'un calibre graduellement croissant, sert à remplir la première indication. La cautérisation du conduit, au moyen du nitrate d'argent, satisfait à la seconde.

Je commence, d'ordinaire, le traitement, par l'introduction de bougies en gomme élastique d'un millimètre de diamètre. Je laisse l'instrument en place, cinq minutes seulement, la première fois, et je le maintiens moi-même, ou je le fixe, au moyen des petites *pinces à fil d'argent* du docteur Deleau. Dans la séance suivante, qui a lieu ordinairement le surlendemain, j'emploie encore la même bougie, mais je l'engage plus avant; et je la maintiens en place, dix minutes. A chaque introduction nouvelle, je laisse la bougie engagée quelques minutes de plus, et j'en augmente, en même temps, graduellement le volume. Dans toutes ces tentatives, j'ai, pour règle constante, de ne jamais exercer de violences sur les tissus, par une introduction forcée, et de ne jamais porter dans le conduit guttural des bougies de plus de trois millimètres de diamètre.

Cette conduite pourra paraître timorée, si on la compare surtout à celle de quelques opérateurs; mais je la crois prudente seulement, et justifiée par l'analogie et par les faits. Il n'est, en effet, aucun chirurgien, ayant quelque pratique du cathétérisme de l'urèthre, qui n'ait observé souvent des accès de fièvre à la suite de l'introduction de bougies dans ce conduit, tandis que, rien n'est plus rare, que le même accident après la cautérisation. Les accès de fièvre et la céphalalgie, sont aussi des suites trop communes du cathétérisme forcé de la trompe d'Eustache; et la mort récente d'un peintre distingué de la capitale, vient d'offrir un triste témoignage des dangers attachés à d'imprudentes manœuvres d'introduction de bougies dans le conduit guttural de l'oreille.

Il arrive, dans certains cas, que le cathétérisme simple suffit pour amener une guérison durable; mais, d'autres fois, les tissus engorgés, momentanément réduits par la compression que la bougie a exercée sur eux, se gonflent, de nouveau, et reviennent à leur premier état, quelque temps après que celle-ci est enlevée. Si cet effet se renouvelle souvent, et que les introductions du cathéter restent sans succès, il faut recourir à un nouveau moyen, et pratiquer la cautérisation du conduit guttural, avec le nitrate d'argent.

Cette opération présente de grandes difficultés, et même souvent des impossibilités d'exécution, par les moyens et avec les instruments que l'on a indiqués. Ceux-ci sont : ou le porte-caustique de Ducamp, ou celui de Lallemand, modifiés dans leur forme et dans leur volume, pour être appropriés aux petites dimensions du canal qu'ils doivent parcourir.

La disposition anatomique des parties que doit traverser l'instrument, exige qu'on lui imprime une courbure qui en rend l'introduction difficile. La résistance ne peut être surmontée que par l'un des deux moyens suivants : ou l'on se sert de la bougie ordinaire, armée d'un mandrin porte-caustique rigide, et l'on pénètre de vive force dans le conduit guttural, comme dans le cathétérisme avec la sonde métallique; ou, portant dans l'orifice du pavillon de la trompe la bougie armée du mandrin ordinaire, on retire celui-ci doucement, pour laisser l'extrémité flexible de l'instrument s'engager dans le conduit. Dans le premier cas, les douleurs provoquées par l'introduction forcée du cathéter sont telles, que la prudence force, le plus souvent, de renoncer à l'opération. Dans le second, la nécessité que l'on s'est créée de *sonder*, avec le mandrin porte-caustique, la bougie engagée dans la trompe d'Eustache, exige une manœuvre très difficile, et dont l'effet presque inévitable est de déplacer la bougie.

Pour éviter les inconvénients que je viens de signaler, j'avais fait fabriquer des mandrins porte-caustique terminés, à l'extrémité qui supporte la cuvette, par deux ou trois pièces articulées ; mais, outre que cette disposition rend très difficile la manœuvre opératoire, l'instrument ainsi disposé, n'est pas complétement à l'abri des reproches adressés au porte-caustique ordinaire.

Un mandrin porte-cuvette en gomme élastique, comme celui de Ducamp, est trop flexible pour surmonter la résistance que nous avons reconnue. C'est pourtant à cet instrument que je me suis arrêté ; mais j'évite les inconvénients que j'ai signalés, en cautérisant le conduit guttural droit, par la narine gauche, *et vice versâ*. Ce mode de procéder me permet d'élargir la courbe du cathéter et d'éviter, par là, une grande partie des frottements qui rendent si difficile la cautérisation, par le procédé ordinaire.

Le nombre des cautérisations ne doit guère aller au delà de deux ou trois, pour un traitement, en mettant quatre ou cinq jours d'intervalle entre chacune. Si la surdité persiste, après ces opérations, c'est que le catarrhe n'est pas borné à la trompe d'Eustache ; il s'étend plus loin, et il faut recourir aux fumigations et aux douches médicamenteuses dont nous avons parlé, et commencer le *traitement immédiat* de l'oreille, dont nous allons nous occuper.

Médication immédiate.

Dans les cas où l'on peut remonter à la cause première du catarrhe, il suffit quelquefois de la combattre, pour guérir la surdité. C'est ainsi que Fr. Hoffman guérit un malade atteint de cophose, en rappelant un écoulement hémorrhoïdal supprimé. Plusieurs surdités, occasionnées par l'aménorrhée, ont été guéries par le retour des règles ; et, dans plus d'un cas, l'apparition d'un épistaxis ou d'une autre hémorrhagie habituelle, a guéri des surdités rebelles aux moyens ordinaires de traitement.

Ce qui s'applique à la suppression des écoulements normaux, s'applique également à la cessation de certains écoulements accidentels, tels que ceux produits par une fistule, un vieil ulcère, etc. Dans tous ces cas, la première indication consiste à rappeler le flux supprimé, par l'application d'un exutoire, comme il est, du reste, de précepte d'en agir dans le traitement de toute espèce de maladie. Il suffit quelquefois de remplir cette indication, pour guérir la surdité catarrhale ; et, dans les cas moins heureux, cette manière d'agir contribue, pour le moins, au succès du traitement ultérieur.

Assez souvent, la surdité catarrhale résulte de la calvitie ou de la cessation d'une sueur habituelle des pieds. La prescription des moyens connus pour se garantir du froid de la tête, dans le premier cas ; celle des pédiluves fréquents, dans le second, et l'usage de bas de laine saupoudrés, chaque matin, avec une cuillerée à café du mélange suivant : hydrochlorate d'ammoniaque pulvérisé, 1 p.; chaux délitée, 2. p.; poudre d'iris de Florence, 2 p. Ces moyens seconderont avantageusement le reste du traitement.

Si le catarrhe de l'oreille a succédé à une affection catarrhale des bronches, des intestins, de la vessie, etc., comme j'en ai rapporté des exemples, cette circonstance doit être considérée comme une indication précieuse pour le traitement. Le médecin s'attachera à la remplir, par l'emploi judicieux des moyens indiqués en pareille circonstance, et qu'il n'est pas de mon sujet de rappeler ici.

Quelquefois, le catarrhe de l'oreille moyenne est la conséquence de la répercussion de la *gourme* chez les enfants, bien que la suppuration du conduit auditif externe succède, plus souvent, à cette affection. Dans ce cas, Itard conseillait de pratiquer sur la tête, préalablement rasée, des frictions avec une flanelle imbibée de fumées résineuses. Ce moyen qui peut convenir, quand l'affection est légère, est insuffisant, quand elle a acquis quelque gravité. Je prescris, dans ce cas, des lotions savonneuses, chaque jour, pour bien nettoyer le cuir chevelu. Après chaque lotion, la tête est séchée, soigneusement, avec des morceaux de flanelle, et recouverte d'un serre-tête de tafetas ciré. Si l'excitation produite par ces lotions reste insuffisante, je prescris des frictions avec un mélange de deux parties d'huile d'olive et d'une partie d'essence de térébenthine. On peut élever graduellement la dose de cette dernière substance, jusqu'au mélange de parties égales de chacune. Jusqu'ici, ce moyen m'a réussi, pour rappeler l'éruption supprimée; mais, s'il fût demeuré insuffisant, je n'aurais pas balancé à prescrire les frictions de pommade stibiée. Une révulsion sur le tube digestif, au moyen des purgations douces et fréquentes, secondera avantageusement l'emploi de ces moyens.

Dans les cas beaucoup plus nombreux, où la cause déterminante du catarrhe chronique reste inconnue, ou n'a agi que d'une manière vague, comme le froid, l'humidité, etc.; la médication médiate trouvera ses agents parmi ceux qui conviennent au traitement du catarrhe en général. Les sudorifiques, si préconisés par Curtis (1) dans les maladies de l'oreille, ont été, peut-être, trop négligés en France dans ces derniers temps. Leur emploi judicieux rend, dans un grand nombre de cas, des services incontestables, surtout chez les sujets lymphatiques et débiles, où les fonctions de la peau se font mal. Mais il faut éta-

(1) Curtis (J. H.) *A Treatise ou the physiology and pathology of the caq,* 5e edit. London. 1836, in-8°, fig.

blir une distinction bien tranchée entre l'action des médicaments sudorifiques, proprement dits, et celle des agents extérieurs qui, appliqués à la peau, comme les vapeurs, provoquent la diaphorèse. Les premiers médicaments, en effet, agissent surtout en activant la circulation; et, c'est à l'élévation de température des boissons qui les constituent, que l'on doit rapporter cet effet, tandis que les matériaux de la sueur, sont fournis principalement par la surabondance du véhicule aqueux introduit dans le torrent circulatoire.

Les fumigations et les bains de vapeurs ont un mode d'action bien différent. Ce n'est plus, en agissant sur les gros vaisseaux, qu'ils activent la circulation capillaire, mais c'est par l'action directe, portée sur les petits vaisseaux, que la circulation générale se trouve accélérée. Les matériaux de la transpiration ne sont plus fournis par le véhicule de la substance sudorifique, mais par les éléments actuels du sang qui, se trouvant ainsi spolié de ses parties les plus tenues, devient, par conséquent, plus plastique. Aussi, une soif, dont l'intensité est en rapport constant avec la durée et l'abondance de la transpiration, se manifeste, sous l'influence des vaporisations, tandis que cet effet n'a jamais lieu, par l'action des sudorifiques proprement dits.

Outre ces différences bien tranchées, dans le mode d'action des deux espèces d'agents sudorifiques dont nous venons de parler, il faut encore noter la débilitation des organes digestifs, qui suit constamment l'administration des boissons sudorifiques, et qui doit être rapportée, et à leur abondance et à l'élévation de leur température.

A moins d'indications bien précises, il convient, quand on juge la diaphorèse utile, de donner la préférence aux bains de vapeurs et aux fumigations. Ce moyen, si vanté par le docteur Rapou, pour la guérison des rhumatismes et des anciens catarrhes (1), m'a rendu de grands services dans le traitement de plusieurs surdités ; et, ces cas, sont précisément ceux où l'usage des eaux sulfureuses de Barrèges, de Bagnères, de Bonnes, etc., réussit. Je commence ordinairement par les bains de vapeurs simples; puis, je prescris les vapeurs aromatiques, sulfureuses, etc., selon l'effet obtenu.

Les vomitifs que l'on administre, avec avantage, pour débarrasser les premières voies et obtenir une dérivation rapide, ne peuvent servir pour une médication de longue durée. Les purgatifs, au contraire, remplissent parfaitement cet office ; et l'on peut, à leur aide, établir, sur le tube intestinal, une dérivation douce et continue, que l'on prolongera aussi longtemps qu'on le jugera utile au succès du traitement. Quant au choix du purgatif, j'administre, de préférence, la rhubarbe chez les enfants et chez les sujets faibles, et l'aloës chez les sujets hémorrhoïdaux.

(1) *Voy.* Rapou, *Traité de la médecine fumigatoire.* Paris, 1823, 2 vol. in 8°.

Je ne dirai rien ici, des saignées générales et locales que l'on pratique dans le traitement du catarrhe chronique de l'oreille. Il est, par trop évident, que cette médication empirique ne mérite pas une discussion sérieuse.

L'utilité des vésications à la nuque serait incontestable, si l'on jugeait l'efficacité d'un moyen par l'usage fréquent que l'on en fait ; mais les vésicatoires, ainsi que les autres agents de révulsion cutanée plus profonde, tels que le cautère et le séton, rentrent dans la classe des *prescriptions banales* signalées par Itard, et dont rien ne justifie l'emploi. A moins, en effet, d'établir entre la nuque et l'oreille moyenne une sympathie mystérieuse que personne jusqu'ici, n'a signalée, le lieu d'élection, pour le vésicatoire, devait être le point le plus rapproché des trompes d'Eustache ; et, par conséquent, ce serait sur les côtés du cou, et non en arrière, qu'il faudrait appliquer les épispastiques. Si, d'un autre côté, on veut juger l'utilité d'un moyen par le succès, sans tenir compte du raisonnement, il reste encore à constater un exemple de guérison du catarrhe de l'oreille moyenne, par l'usage des vésicatoires à la nuque.

Les agents curatifs du catarrhe de l'oreille qui, comme le cathétérisme de la trompe d'Eustache et les douches de gaz résineux, constituent la *médication immédiate* de l'oreille moyenne ; les purgatifs et les autres moyens généraux de traitement, dont l'ensemble a été désigné sous le nom de *médication médiate*, ces divers moyens ne renferment pas tout l'appareil thérapeutique du catarrhe. Les gargarismes astringents et les sternutatoires, forment un autre ordre d'agents curatifs, dont le mode d'action, par *contiguité* de tissus, seconde, avantageusement, l'emploi des autres moyens de traitement.

L'excitation de la membrane pituitaire détermine, à sa surface, un appel de fluides, et modifie, au moins momentanément, et quelquefois d'une manière durable, le mode de vitalité et de sécrétion de cet organe. De la membrane de Schneider, cette action se propage, dans quelques cas, jusqu'à celle de l'oreille moyenne ; et, de ce travail curatif, marchant de proche en proche, résulte la guérison du catarrhe, et la cessation de la surdité qui en est la suite.

L'action curative des gargarismes s'explique de la même manière que celle des errhins. C'est l'alun, le sulfate de cuivre, l'eau de chaux. etc., qui constituent la substance active des collutoires qui, en excitant la membrane muqueuse pharyngo-laryngée, provoquent un afflux abondant de mucosités, et tendent ainsi à changer le mode de vitalité de cette partie.

Les sialagogues qui, soumis à la mastication, comme la racine de pyrhètre ou les baies de genévrier, excitent directement les glandes salivaires et la membrane muqueuse buccale, ont, sauf l'intensité, le même mode d'action que les gargarismes astringents. Le mercure a été prescrit, à haute dose, dans le même but ; mais, outre les graves inconvénients qui résultent de son administration poussée jusqu'au ptyalisme, on n'a pas eu à s'en louer dans le traitement de la surdité.

La tuméfaction des amygdales et des parties voisines qui, dans le catarrhe chronique, comme dans le catarrhe aigu, est la complication la plus commune, appelle dans ce dernier état, comme dans le premier, un traitement à part; et, dans certains cas, un traitement énergique.

Si l'engorgement est borné aux piliers et au voile du palais; si les amygdales sont simplement tuméfiées, et si, d'ailleurs, il n'existe aucune autre altération des tissus, le traitement du catarrhe simple, tel qu'il a été indiqué, suffira le plus ordinairement. Pour peu, néanmoins, que la tuméfaction soit plus grave, on recourra, avec avantage, aux insufflations d'alun et aux cautérisations légères pratiquées, soit avec le crayon d'azotate d'argent, soit avec un pinceau imbibé d'une dissolution du même sel. On pratiquera encore, avec avantage, la cautérisation du pavillon de la trompe, en portant, soit par le nez, soit par la bouche, un pinceau de charpie imbibé de liquide caustique. Ces cautérisations devront être répétées, plusieurs fois; et, si l'on ne peut, rationnellement, les considérer comme susceptibles de faire, seules, les frais de la guérison, on doit les compter, au moins, comme des auxiliaires très utiles.

Quand, au lieu d'être borné à une simple et uniforme tuméfaction, l'engorgement a acquis un grand développement; quand, après de fréquentes angines, les amygdales hypertrophiées et indurées sont devenues le centre d'un afflux considérable, et constituent une *épine* au milieu des tissus, il faut commencer le traitement, par leur résection. Itard avait l'habitude de n'enlever qu'une partie de la glande, d'abord, quitte à y revenir, si le dégorgement obtenu par l'écoulement sanguin était insuffisant. Cette manière de procéder ne me semble pas la meilleure; j'aime mieux enlever, d'un seul coup, l'amygdale devenue *corps étranger*, que de faire une dissection souvent difficile, et, dans plusieurs cas, insuffisante. Cette opération, d'ailleurs, est légère ; et, lorsque l'on y met les soins convenables, elle n'entraîne ordinairement aucun danger sérieux. L'opération, conseillée dans le cas dont il s'agit, ne diffère d'ailleurs en rien, de la même résection pratiquée pour remédier à l'aphonie, à la dysphagie, etc., et les règles du *Manuel opératoire* sont en tout les mêmes, ainsi que les soins consécutifs.

Il convient, après l'opération, de laisser le malade en repos, dix ou quinze jours, pour permettre aux tissus tuméfiés de se dégorger, et pour laisser à la plaie le temps de se cicatriser. S'il reste quelques parties d'amygdale qui puissent entraver la résolution, on devra les toucher avec la pierre infernale, et continuer le reste du traitement.

La perforation de la membrane du tympan qui, comme je l'ai dit, entretient un catarrhe permanent de la caisse, ne présente, dans l'état habituel, qu'une indication thérapeutique, c'est d'arrêter le courant d'air établi entre l'extérieur et la caisse, par l'ouverture de la cloison. Il suffit, pour y satisfaire, d'introduire une boule de coton dans le conduit auditif externe; les douleurs et les écoulements fréquents qui surviennent chez les sujets affectés de cette lésion sont, le plus souvent, le résultat de la négligence que l'on a mise à remplir l'indication qui vient d'être signalée. Le malaise qui dénote le commencement d'une inflammation, persiste, d'ordinaire, jusqu'à l'apparition de l'écoulement; et celui-ci dure, en raison directe de l'intensité des douleurs qui l'ont précédé, et de la négligence du malade à se boucher l'oreille. Les fumigations émollientes, en hâtant l'écoulement, calment et abrégent les douleurs; et, lorsque le flux a reparu et se maintient dans de justes bornes, le catarrhe reprend sa marche ordinaire, et le malade conserve une dysécie *incurable*. Quelquefois, cependant, les fumigations demeurent impuissantes, et l'inflammation violente, et les accidents qui en sont la suite, nécessitent l'emploi d'un traitement énergique. Itard employait, dans ces cas, un pain sortant du four, qu'il coupait en deux, et dont il appliquait le côté interne, arrosé de vinaigre, sur l'oreille dont il voulait rappeler l'écoulement.

La suppuration du conduit auditif externe qui n'a, avec le catarrhe de l'oreille moyenne, d'autre rapport que celui d'une simple coïncidence, cet écoulement trouve un puissant moyen thérapeutique dans le vésicatoire, ou dans les frictions de pommade stibiée pratiquées derrière l'oreille. Les injections astringentes d'azotate d'argent et de sulfate de zinc, étendues d'abord d'une grande quantité d'eau, puis rendues progressivement plus actives, ces injections seconderont l'emploi des révulsifs cutanés, et hâteront la guérison complète de l'écoulement dont il s'agit.

VII

CARACTÈRES ANATOMIQUES.

L'anatomie pathologique, déjà si riche de faits, ne nous avait rien appris, jusqu'en ces derniers temps, sur les lésions déterminées, par le catarrhe, dans l'oreille moyenne. Il ne faut pas s'en étonner. D'abord, l'anatomie saine de l'organe auditif n'a été faite que très tard, comme nous l'avons dit. En second lieu, on ne meurt que rarement de surdité catarrhale; et, pour obtenir des données positives sur les caractères anatomiques de cette affection, il aurait fallu avoir préalablement constaté le degré d'audition, diagnostiqué la maladie, etc., chez le sourd, pour y rapporter ensuite les lésions anatomiques. Or, c'est ce que personne n'avait fait jusqu'ici : mais ce que vient d'exécuter, en partie du moins, le docteur Tainber, chirurgien de l'hôpital Saint-Georges de Londres.

Le travail du médecin anglais, renferme l'historique de cent vingt autopsies faites sur des sujets atteints de surdité, à divers degrés. Il les a classés en trois catégories, eu égard à la gravité des lésions organiques. Voici les conclusions de ce travail (1).

« Dans la première période, la membrane conserve sa structure délicate naturelle, mais les vaisseaux sanguins sont considérablement élargis et tortueux; du sang est épanché dans sa substance et plus souvent à sa surface, où il adhère; dans d'autres cas, cet épanchement existe entre la muqueuse et la membrane de la fenêtre ronde, et, dans les cas les plus aigus, on trouve de la lymphe épanchée à sa surface libre.

« La seconde période est caractérisée par les conditions suivantes : 1° la membrane est très-épaissie et souvent floconneuse; le plexus des nerfs tympaniques est caché, la base des jambes de l'enclume est souvent entièrement enveloppée, tandis que la fenêtre ronde apparaît comme une dépression superficielle couverte par la membrane épaissie; 2° des concrétions de différents genres existent à la surface de la membrane épaissie; dans quelques cas, ces concrétions ont la consistance du fromage, et ressemblent à de la matière tuberculeuse; dans d'autres, elles sont fibro-calcaires, excessivement dures; 3° la condition la plus fréquente cependant, presque caractéristique de la seconde période, est la présence de bandes membraneuses dans les différents points de la membrane du tympan. Ces bandes sont quelquefois si nombreuses, qu'elles remplissent la cavité du

(1) *London medical gazette*. Juillet 1843.

tympan presque complétement ; dans quelques cas, elles unissent la face interne de la membrane du tympan à la paroi interne de la cavité, et à l'étrier et à l'enclume. On les observe aussi entre le marteau et le promontoire, entre l'enclume et les parois du tympan, et entre plusieurs parties de la circonférence de la fenêtre ronde. Mais l'endroit où on rencontre le plus souvent ces adhérences, c'est entre les cuisses de l'enclume et les parois voisines de la cavité tympanique ; ce cas s'est présenté vingt-quatre fois sur les cent vingt autopsies, ce qui fait le cinquième.

« Dans la troisième période, enfin, la membrane est ulcérée, détruite, le muscle extenseur du tympan est atrophié. Les ossicules de l'ouïe sont malades et enfin expulsés de l'oreille ; il n'est pas rare de trouver alors les parois elles-mêmes du tympan attaquées, ainsi que le cerveau. »

Les nombres relatifs à ces diverses lésions sont ainsi départis : « Première période (inflammation simple). Inflammation simple de la membrane, les vaisseaux étant élargis, tortueux et pleins de sang : 10 — *id.* avec accumulation du mucus, 1 — *id.* avec épanchement de sang dans le tissu de la membrane : 3 — *id.* avec épanchement de sérum sanguinolent dans la cavité du tympan : 1 — *id.* avec épanchement de lymphe dans la cavité : 2 — *id.* avec épanchement de sang et de lymphe dans la cavité : 2 — *id.* avec pus dans la cavité : 7 — total: 26.

« Deuxième période, (fausses membranes). Inflammation avec épaississement simple de la membrane de la cavité du tympan : 5 — *id.* avec épaississement floconneux : 1 — *id.* avec des bandes membraneuses, qui réunissent la membrane et la corde du tympan au promontoire et à l'enclume : 1 — *id.* avec réunion du tympan aux cuisses de l'enclume : 5 — *id.* avec réunion de la membrane du tympan à l'enclume : 1 — *id.* avec réunion de la membrane du tympan à l'étrier : 2 — *id.* avec réunion de la membrane du tympan à la corde, aux nerfs et à l'étrier : 1 — *id.* avec réunion de la membrane du tympan au marteau et au promontoire : 1 — *id.* avec réunion de la membrane à la paroi du tympan et à l'enclume : 2 — *id.* avec réunion de la membrane du tympan et des osselets à la paroi interne : 1 — *id.* avec réunion de l'étrier au promontoire : 24 — *id.* avec réunion de l'enclume à la paroi interne : 1 — *id.* avec ankylose et adhérence de l'étrier à la fenêtre ovale : 2 — *id.* avec bandes formant réseau devant la fenêtre ronde : 2 — *id.* avec large membrane passant du promontoire aux cellules mastoïdes : 2 — *id.* avec la cavité tympanique pleine de bandes adhérentes : 1 — *id.* avec bandes membraneuses contenant de la matière scrofuleuse : 3 — *id.* avec la cavité du tympan pleine de concrétions calcaires : 4 — *id.* avec la cavité du tympan pleine de matière caséeuse : 2 — *id.* avec végétations osseuses à la surface du promontoire : 2 — total : 63.

« Troisième période (Ulcérations). Épaississement de la membrane interne avec ulcération, et pus : 3 —

id. avec destruction d'un ou de plusieurs osselets : 3 — total : 6. »

Bien qu'un certain nombre des observations du docteur anglais aient étéprises sur des sujets atteints de phlegmons de l'oreille, et même de tubercules osseux, je n'en ai pas moins cru devoir citer, en entier, les conclusions de son travail. Jusqu'ici toutes les histoires de nécropsies rapportées par Avicenne, Morgagni, Bonet, Abercombie, Orbrien, Itard, le docteur Lallemand, etc., avaient été prises sur des sujets morts, à la suite de caries du rocher et de maladies cérébrales. Il s'agissait, surtout, pour ces pathologistes, de savoir si la maladie de l'encéphale était primitive, comme le pensait Avicenne, ou, si elle était toujours secondaire à une carie du rocher, comme le croyait Morgagni. Pour être réellement et complétement utiles, les nécropsies doivent être précédées de l'historique complet de la maladie, afin que l'on puisse rattacher aux lésions, constatées après la mort, les symptômes éprouvés pendant la vie. Le docteur Tainber ne l'a malheureusement pas fait; et son travail, d'ailleurs si précieux, a besoin, sous ce rapport, d'être complété.

VIII

CONCLUSIONS.

1° C'est bien plutôt à la pénurie des travaux de pathologie auriculaire qu'aux difficultés réelles du sujet, que l'on doit attribuer l'infériorité de la médecine à l'égard des maladies de l'oreille.

2° Les notions exactes de structure et de fonction des organes devant servir de base aux études de pathologie, les notions tardives acquises sur l'anatomie et sur la physiologie de l'oreille, doivent être considérées comme la cause première de l'infériorité qui vient d'être signalée.

3° La première condition, pour tout traitement rationnel, étant une connaissance précise des symptômes, de la marche, de la durée, en un mot de tous les phénomènes d'une maladie donnée, la confusion qui règne dans les auteurs, relativement au diagnostic des affections de l'oreille en général, a rendu impossible une thérapeutique raisonnée de ces maladies.

4° Les mêmes motifs, ont aussi rendu impossible une thérapeutique raisonnée du catarrhe de l'oreille moyenne.

5° Les prescriptions de l'hygiène, qui tiennent le premier rang dans le traitement du catarrhe, en général, conservent encore cette place dans celui du catarrhe de l'oreille moyenne, en particulier.

6° Les saignées sont rarement indiquées dans la thérapeutique du catarrhe, où elles ne peuvent que remplir une indication générale, et non constituer un moyen de traitement local.

7° La médication révulsive, si importante dans le traitement du catarrhe aigu, est plus importante encore dans le traitement du catarrhe chronique.

8° La révulsion qui s'exerce sur des tissus de

même nature que ceux où siége la maladie, doit être préférée.

9° Le succès obtenu, par l'emploi des vomitifs et des purgatifs, dans la surdité catarrhale, est presque aussi constant que l'insuccès des vésicatoires dans le même cas.

10° Des trois voies qui ont été suivies pour porter les médicaments dans la caisse du tympan, une seule est rationnelle, c'est la trompe d'Eustache.

11° Des trois sortes de médicaments qui ont été successivement appliqués au traitement immédiat de l'oreille moyenne, les gaz seuls sont appropriés, par leur nature et par leur état, à la sensibilité et à la vitalité des tissus.

12° L'air atmosphérique n'est pas, par lui-même, un médicament, mais il est le véhicule naturel des médicaments destinés à l'oreille moyenne, comme l'eau est le véhicule ordinaire des médicaments destinés à l'œil.

13° Les médicaments curatifs du catarrhe de l'oreille moyenne sont les résines, les baumes et quelques huiles essentielles, réduits, par la chaleur sèche, à un état de division suffisant pour que l'air leur serve de véhicule.

FIN.

www.ingramcontent.com/pod-product-compliance
Ingram Content Group UK Ltd.
Pitfield, Milton Keynes, MK11 3LW, UK
UKHW020226220726
13923UKWH00002B/543

9 782019 272593